死の恐怖を乗り越える

2000人以上を看取った
がん専門医が考えてきたこと

腫瘍内科医
東京都立駒込病院名誉院長
佐々木常雄

河出書房新社

はじめに　どうしたら人生最大の奈落から這い上がれるのか

誰でも、どんな境遇に生まれても、人生の中でさまざまな挫折を経験します。

「会社をクビになった」「恋人に振られた」など、そんな困難に直面しても、なんとかがんばって生きていきます。

壁にぶち当たれば、あるときは励まされ、あるときはもっとひどいことを言われますが、それがきっかけとなり、乗り越えられることもあります。

より幸せを求めて、失意や絶望の底から這い上がろうとするのが人間です。

しかし、人生最大の奈落に落とされたらどうでしょう？

それは「命が短いことを知ったとき」「もう治療法がないと言われたとき」です。

これほど深いどん底は他にないと思います。

ではどうしたら、この人生最大の奈落から這い上がることができるのでしょうか?

医師になって50年、私は進行したがん患者の治療にあたってきました。抗がん剤治療に関わった患者さんは2万人以上、そして2000人以上の患者さんを看取りました。

私が医師になった頃は、患者さんにがんを告知することはなく、命が短いことを隠していました。

「あなたが死ぬなんて、そんな残酷なことをどうして言えようか!」

医師もそう考え、ご家族と一緒になって、愛と思いやりのために余命を伝えない時代だったのです。

ところがいまや「もう治療法はありません。あと3か月の命と思ってください」などと医師が率先して本人に告げる時代になりました。

奈落から這い上がる方法を知らない患者さんにとって、「死を受け入れなさい」と言われているに等しいのです。告げるほうの医師も、その「術《すべ》」を知らないにもかかわらずです。

真実を話すことは、患者の知る権利や自己決定権、そして個人情報保護法も関係していると思います。

医師の言葉は、患者にとっては絶対的です。もちろん医師が平気で告げるのかどうか、その心の中はきっと医師によって違うと思います。

担当医からそう告げられた患者さんは、セカンドオピニオンを求めて相談に来られます。まだ他に治療法がある患者さんには入院してもらって治療を行います。しかし、もう治療法が残っていない患者さんにはどう答えればよいのか。

真実を隠す時代ではありません。真実を隠したために訴えられる医師もいるのです。ですから、死に直面し奈落に落とされた患者さんが、どうやったら這い上がることができるのか、私はずっと考えてきました。

「『死の準備教育』を受けたから大丈夫」

そう考えたとしても、いざがんになって死が近づいたら恐怖を感じる方がたくさんおられるのです。

「死を考えても無駄だ。生の充実を図ることが人生のすべてだ」

そんな考えの方もいるでしょう。人生は楽しむだけ楽しんで、ピンピンコロリで死ぬのが理想と言う方は多いようです。

しかしそうは言っても、人間は心、精神を持っています。他の動物とは違います。

実際に死と正面から向き合ったわけではなく、むしろ死に恐怖を感じているからこそ、ピンピンコロリで死ぬのが理想と言うのかもしれません。

この先、どんな人生が待っているかは誰にもわかりません。でも、人間はいずれ死ぬのです。それはみんなわかっています。

人生の最期を迎えるときは安寧でいたいと思うのは当然です。

もし余命を告げられ、真実を知って奈落に落とされても、短いかもしれない残りの命を大切にし、這い上がって生きてほしいと思うのです。


私は、これまで死に直面し、奈落に落とされたたくさんの患者さんに出会ってきて、宗教なしで〝死の恐怖を乗り越える術〟を知りたいと思ってきました。

この点は、拙著『がんを生きる』や『がんと向き合い生きていく』の中でも取り上げていますが、天寿を全うした方が恐怖でない死を得られるように、がんで亡くなるとしても安寧な死を得ることができないのか、模索してきたのです。

そして少ないながらも、奈落から這い上がることができた患者さんからそのヒントを垣間見ることができました。

また、拙著『がんを生きる』を読んで、私が死の恐怖を乗り越える術を探していることを知り、実際に奈落から這い上がった体験を教えてくださった方もいます。

そこで本書は、主に終末期のがんの患者さんのエピソードから、死の恐怖を乗り越える術について考えていきたいと思います。

私は精神科医ではなく、心のことは素人ですが、一生懸命に書きました。

この本が、いままさに死の恐怖と向き合っている方のお役に立つことができれば幸いです。

死の恐怖を乗り越える　２０００人以上を看取ったがん専門医が考えてきたこと　目次

第2章 「命」は誰にも決められない

第3章　人生の最期を考える

第4章　あなた一人だけの死ではない

第5章　死の恐怖を乗り越える術

ブックデザイン　髙橋克治（eats & crafts）
写真提供　公益財団法人日本対がん協会

本文の中にはたくさんの患者さんのエピソードがあります。個人情報なので、内容の理解に影響しない範囲で、病名や年月などは特定できないように変更している場合があります。また、氏名や名称は仮名とし、アルファベットで示しています。年齢については、いずれも当時のものです。

第1章

治療法がない、それでも生きたい！

01

「あなたらしく生きる」とは、希望を持って生きること

以前、Aさん（56歳・男性）から聞いたお話です。Aさんは胸腺がんで、ある病院の腫瘍内科に通院していました。そこで担当のB医師とこんなやりとりがあったそうです。

B医師「化学療法が効かなくなりました。積極的な治療はもう勧めません。あと3か月くらいかもしれません。あなたらしく生きるのがいいと思います。いまなら旅行とかもできると思います。旅行はお嫌いですか？」

Aさん「え？　え？　あなたらしくって……じゃあ、治療はもう終わりですか？」

B医師「そうです。前にも話しましたが、いまの治療が効かなくなったら、がんに対する治療は終わりです。どうされますか？　緩和ケアの医師に紹介しましょうか？　近くの病院にしますか？　在宅で往診してくれるような診療所にしますか？」

Ａさん「ここに通うのはいけないですか？」
Ｂ医師「治療中に急変した患者は別ですが、ここの腫瘍内科では看取りはしません。ですから、これからはどこか好きなところにかかってください」
Ａさん「好きなところと言われても……私は小さい頃から、風邪をひいても急性腸炎になったときもこの病院にお世話になってきました。ですから、ずっとこの病院で、と思ってきました。家も近いですし、ここに通うのはいけませんか？」
Ｂ医師「腫瘍内科では、少ない医師でたくさんのがん患者さんの治療をしなければなりません。了解してください。では、宛先は書かずに、経過を記した診療情報提供書をつくっておきます。次回までに好きなところを決めてきてください。これからは、あなたらしく生きることを基本に考えてください」
Ａさんは、「ここが近所の病院なのに、もっと遠くの病院に行かねばならないのか？そして、あなたらしく生きるとはどういうことか？」などと考えながら自宅に帰りました。
夜になって、妻と社会人の娘に病院でのやりとりを話しました。
娘「お父さん、それは医者の言い逃れよ。もう治療法がないから厄介払いなのよ」

Aさん「まだ体力はあるし、あと3か月しかないなんて思えない。がんと闘うことしか考えてこなかった」
妻「医者は余命を短く言いたがるって聞いたけど、こんなに元気なお父さんがあと3か月ってあり得ないよ」
娘「私の会社の上司はあと6か月の命って言われてからもう6年になるって聞いたわ。いまも元気よ！」
妻も娘もあっけらかんとしていたので、Aさんはむしろ助かった気がしました。

治験で入院する前に家族で温泉旅行

娘から「セカンドオピニオンを受けるのはどう？　他の病院で、もう治療法がないのか聞いてみるのよ。B先生に経過を書いてもらって、他のがんの専門病院に行ってみたら？」と提案され、Aさんは「そうだな、そうするか」と決心しました。

さらに、Aさんはベッドに入ってから考えました。

「セカンドオピニオンをお願いすることに決めたが、B先生が言った『あなたらしく生きる』とは何なのか？　もし、がんになっていなかったら何をしたかったのだろう？　旅行か？　たしかに旅行は好きだが、いまはどこにも行く気にはなれない……」

いろいろなことを考えているうちに、Ａさんは「いまはまだあきらめたくない自分がいる。そして希望を持っていたい」という思いに気がつきました。

「別の病院でセカンドオピニオンを受けてみて、納得できなかったらさらにもう一か所でお願いしてみよう」

Ａさんは、がんの拠点病院でセカンドオピニオンを受けました。そこでも標準治療は効かなくなっていると言われたものの、その後に新しい治験薬の選択肢があるということを知って、早速登録することにしました。

少し前向きになれたＡさんは治験で入院する前に、家族で2泊3日の温泉旅行に出かけたといいます。

たとえ標準治療が効かなくなっても、がんと闘いたい気持ちはよくわかります。まして自分の体がまだ元気であれば、なおさらのことと思います。

02
「最期まで治療する」という自分らしい生き方の選択肢

「抗がん剤は効かなくなりました。がんの治療は終わりです。もうこれまでのようにがんばらなくていいのです。どうぞ自分らしく生きてください」

大腸がんで、肺に転移が見つかったFさん（47歳・女性）は、担当医からそう言われたそうです。その言葉を聞いて、Fさんはこう思ったといいます。

「がんが肺にたくさんあるのに、治療しないで、『自分らしく生きてください』と言われても……私は具体的にどう生きればいいの？　私はわずかでも希望を持って生きたい。治療もせずに何もしないで死ぬのを待つだけなの？　医者は簡単に『自分らしく生きて』と言うが、それは治療を放棄する言い逃れではないのか。私は病気の進行を少しでも遅らせるために最期まで治療を受けたい。最期まで治療するという『自分らしい生き方』の選択肢はないの？」

悩んだ末、Fさんはその担当医のいる病院を離れ、自宅近くの診療所を訪れて医師と相談し、効果のはっきりしない民間療法を行ったようです。そして、在宅で亡くなられたと聞きました。

終末期でもエビデンスのある治療法を選択できる

私はこのFさんの話から、認定NPO法人「ささえあい医療人権センターCOML《コムル》」（以下、COML）の初代理事長である辻本好子さんのことを思い出しました。

辻本さんと私は2003年に「セカンドオピニオン」をテーマにしたNHK総合テレビ「生活ほっとモーニング」に出演したのが最初の出会いだったと記憶しています。

その後、東京都立病院の倫理委員会などで時々お会いする機会がありました。また「病院探検隊」として私たちの病院に来て、私たちの気づかない、患者目線による病院の改善すべき点を教えていただきました。辻本さんは、「命の大切さ」に基づき、正論をしっかりと話される方でした。

以前、私は辻本さんに乳がんの手術経験があることを本人から聞いていました。

さらに2010年11月29日の東京都立病院の倫理委員会終了後、都庁から新宿駅に向かう帰り道で、「私、胃がんなの……。いま、抗がん剤治療中で……」と打ち明けられました。

私は、そのときは「必ず応援する」と約束して駅で別れました。早速、私は拙著『がんを生きる』を辻本さんに送りました。

次のCOML理事長になった山口育子さんは著書『賢い患者』の中でその頃のことを次のように書かれています。

《辻本は最期まで抗がん剤治療を続けることを選択しました。というのも、二〇一一年二月ごろから腹水が溜まるようになったのですが、それは決まって休薬期間なのです。…「やはり抗がん剤が効いている。それなら生きる希望を継続したい」と積極的な治療を望みました。…（『がんを生きる』には）「最近は『がんばらない』の大合唱だが、がんばりたい人は、がんばってもいいじゃないか」というメッセージがちりばめられていました。それを読んだ辻本は、「私はがんばりたい。私は最期まで治療を受けて、望みを捨てたくない」という勇気を得たのでした。》

本人を知る多くの関係者は、そうした話を後から聞いて驚かれたようです。何人もの方から「もう助からない状況になれば、積極的な抗がん剤治療は拒否すると思った」と言われたそうです。

2011年5月、私がCOMLにうかがったとき、辻本さんは食事が摂れずに中心静脈栄養で、車いすに乗って笑顔で迎えてくれました。

体調が悪くなってからでは副作用のある抗がん剤が使えなかった頃から時代は変わり、終末期でも続けられる副作用の少ない「分子標的治療薬」が開発され、そしてノーベル賞を受賞した本庶佑《ほんじょたすく》・京都大学高等研究院特別教授の研究成果である「免疫チェックポイント阻害薬」も出現しました。

「最期まで治療をしたい」生き方を希望するならば、その選択を尊重できる、終末期でもエビデンスのある治療法を選択できる、そのような時代になりつつあるようにも思います。

辻本さん本人の選択ではあったにしても、治療を続けることになって、私が苦労の後押しをしてしまったのではないかと考える気持ちもあります。ただ、終末期で「自分らしく生きる」とは、どの選択が正しいということはないと思うのです。

03 「死を受け入れて生きる」のは無理、絶対に無理

肺がんを患う会社員のNさん（50歳・男性）は、ある病院の抗がん剤治療の外来通院治療センターで知り合ったKさんのことを心配していました。

通院治療センターの入り口を入ってすぐに、4人掛けの長椅子が6脚ほどあります。抗がん剤治療の点滴準備が整うまで、ここでいつも待つのです。

担当医やがんの種類が違っていて知らない患者同士でも、抗がん剤治療日が同じ曜日のため、毎回会う患者さんがいます。

Nさんが周りを見渡しても、今日もKさんはいませんでした。先週もいなかったので、今週は会えるのではと期待していました。

Kさんは同世代で、Nさんが取引先の会社に勤めていることがわかり、親しくなりました。

Ｋさんは泌尿器のがんのようで、全身にがんが転移し、モルヒネを飲んでいると言っていました。

Ｎさんがいつもの看護師に「Ｋさんは？」と聞いてみたところ、「こちらには来ていません。泌尿器科外来で聞いてみたらいかがですか？」という答えでした。

約1時間半の抗がん剤の点滴が終わってから、泌尿器科病棟に行ってみようかと思いましたが、入院しているかもしれないと考えて躊躇《ちゅうちょ》しました。

会計が終わったところで、通院治療センターで何回か顔を合わせた患者のＦさんに呼び止められました。そしてＦさんから「Ｋさんは痛みが強くて、お気の毒にホスピスに入ったみたいです」と教えてもらいました。

Ｎさんは「あ、そうですか。教えていただいて、ありがとうございます」と答えました。「もしかして亡くなったと言われるのでは？」と不安にも思っていたので、少しホッとして帰りました。

治療している自分は生きる希望がある

しかし夜になり、Nさんは布団に入って、Kさんのことが急に心配になりました。

Kさんが話してくれたことを次々に思い出していました。

「あなたならわかってくれると思うけど、私は少々の痛みなら、耐えて、闘いたいんだよ。ホスピスを勧められているけど、ホスピスではがんの治療はできないんだよ。私はあきらめずに、生きたいんですよ。治療していたいのです」

Nさんは「ホスピスでは治療できないの？」と聞きました。

「そうなんだよ、1日の入院費が一律に決まっていて、ホスピスではつらいのを取るだけで、がんの治療をしない。つまり、いま飲んでいる治療薬はやめないといけなくなるそうなんだよ」

そう言っていたKさんだから、「痛みが強くなったのか……ホスピスに入ったとすると、治療は中止され、とても残念に思っているのだろう」と思いました。

また、Kさんはこうも言っていました。

「死を受け入れると、安らかに死ねるって言う人がいるけど、そんなの無理だよ。私は最期まで生きたいんだよ……。私は死ぬのが怖い。だから死なんて考えたくない。でも、頭に浮かんでしまう」

この言葉を思い出して、Nさんはこう考えました。

「治療している自分は、いまはそれなりに生きる希望がある。生きるために治療している。Kさんのように、もしがんが進んで治療が中止となったら、自分はどう生きるのだろうか？死を受け入れて生きる。それは自分には無理、絶対無理。治療は希望につながる。人間いつかは死ぬのだけれど、いまはがんばって生きる」

そして担当医に、最期まで治療してくれて、つらいのも取ってくれるのかを相談してみることにしました。

Kさんに会うのが怖い気がする。でも、会いたい。

Nさんは今度の休みにホスピスを訪ねてみようと思いました。

04

「治療法がない」と言われても、確かめずにはいられない

靴販売店員のCさん（43歳・女性）は、ある病院から診療情報提供書を出してもらって、セカンドオピニオンとして相談に来られました。肺がんの手術を受けた後、胸部X線写真やCT画像では両肺にたくさんの丸い転移がありました。

Cさんは、担当医から「もう治療法がない」と説明を受け、それでも何か治療法があるのではないかと期待して来られたようでした。

診療情報提供書によると、これまでに化学療法、分子標的治療、免疫チェックポイント阻害薬など標準的な治療はしっかり行われていました。たしかにもう治療法はないのが現状です。しかし、Cさんは自分でいろいろと調べられ、質問をノートに書き込んで来られました。

Ｃさん「ビタミンＣ大量療法は？」
私「勧められません」
Ｃさん「免疫療法は？　樹状細胞治療と書いてあります」
私「勧めません。その治療は高額なのですか？」
Ｃさん「高いようです。１回１００万円以上かも……」
私「本当に効くと期待できる治療法なら、臨床試験として患者の同意を得て被験者として参加いただき、保険適用に向けて治療結果が集積されます。当然、患者は無料です。高額の治療費はあり得ないと思います」
Ｃさん「免疫療法は体にやさしいらしいのです。効かないとしても、少しは延命効果があるのではないかと思ったのですが……高額でも命には代えられません」
私「そう考えるのは、無理もないことかもしれません。でも、そんな藁《わら》をもつかむ気持ちにつけ込む心ない人もいるのです。私は『効かない』と思いますから勧めません」
　かつて免疫療法は、長年たくさんの臨床試験が行われましたが、成功したものはありませんでした。近年になって、やっと免疫チェックポイント阻害薬や、白血病・悪性リンパ腫のＣＡＲ－Ｔ細胞を使ったがん免疫治療製剤が出てきたのです。そういった経緯もあって、Cさんが質問された治療法に対し、「勧めない」と言い続けてしまいました。

本当に「よかった、すっきりした」と思えたのか？

Cさんから「先生の勧める治療法はないのですか？」と尋ねられ、こう答えました。

「すみません。いまはあなたに勧める治療法はないのです。いま行われている臨床試験を探してみましょう。もし条件が合いそうなら、この診療情報提供書を持って、新薬などの治験や臨床試験を行っている病院を訪ねてみましょう」

Cさんは、がんの拠点病院などに電話して聞いてみるといいます。しかし、もしCさんが入れる臨床試験がなかったら、やはり治療法はないということになります。

私は、Cさんが手術を受けたときのがん組織を使う「遺伝子パネル検査」についてもお話ししました。ただ、遺伝子パネル検査によって効く薬が見つかる確率は決して高くはありません。

薬が見つかっても、保険適用でない可能性もあります。それでも、Cさんは検査を担当医にお願いしてみたいということで、紹介医への返事に希望している旨を書くことを約束しました。

「ありがとうございます。こんなに話せてよかったです。すっきりしました」

Cさんにそう言われた私は「え？　あれもダメこれもダメで、治療法が何も見つかっていないのに、よかった、すっきりしたと本当にそう思えたのだろうか？」と思いながら、「早く新しい治療法が見つかるといいですね。病気が進まないのを願っています。応援しています」と答えました。

私のほうでもさらに治療情報を探すこととして、3か月後に連絡する約束をしました。Cさんは、にっこり微笑んで、うなずいて診察室を出て行かれました。でも、やはり寂しそうな後ろ姿に見えました。

「標準治療はもう効かないとほぼ納得されていて、ビタミンC大量療法など他の治療法について悩まれていたが、それもはっきりと否定されたことで、逆にすっきりしたということなのかもしれない……」

3か月後、「いまは治療法が見つからず、何もしないでいます。でも、元気です」とCさんから連絡がありました。私はまたCさんと連絡を取り合うことにしました。

05

患者本人よりその家族が治療しないことに不安を感じることがある

抗がん剤を内服しているLさん（65歳・男性）と担当医のお話です。Lさんは4年前、下行結腸がんの手術を受けました。肝臓に3個の転移がありましたが、切除できました。手術後、抗がん剤の注射（点滴）と内服治療を開始したのですが、5か月後に肝臓に再発したのです。

その後、抗がん剤を変えて分子標的薬も含めた標準治療が行われました。次第に肝転移は大きくなり数も増えましたが、この約1年は内服の抗がん剤だけで変化はなく、がんによる症状や内服の抗がん剤の副作用もとくにありませんでした。

しかし、今回のCT検査では肝転移の数がさらに増え、大きくなって悪化していました。それを受け、担当医は「肝転移が大きくなって、抗がん剤は効かなくなってきました。もう抗がん剤はやめましょう」とLさんに話したそうです。

そんな担当医の言葉を聞いて、いつも診察に同伴しているLさんの奥さんは詰め寄るようにこう言いました。

「先生、何か他に治療法はないの？　もう治療はやめようって言われるけど、何もしないで、死ねということなの？」

そこから、担当医と奥さんの間でこんなやりとりが続きました。

担当医「これまで標準治療をすべてやってきました。この薬は効いていたけど、もう効かなくなってきたのです」

奥さん「CTで悪くなっていても、抗がん剤を飲んでいてご飯も食べられるし、検査の値でも副作用は出ていないのでしょう？　もしかしたら、薬はいまでもがんを少しは抑えているかもしれないでしょう？　続けていただけないですか」

担当医「がんがこれだけ大きくなってきたら普通はやめますよ。検査値には表れていないけど、抗がん剤は免疫機能を落としているかもしれないし、感染症を起こしやすくしているかもしれない。具合が悪くなったときはしっかり支えますからやめましょう」

奥さん「いや先生、何も症状はないし、薬を続けてくださいよ。治療をやめて、何を頼りに生きられるの？　ただ死ぬのを待つ、そんなことできますか。夫は元気だし……。先生、薬を続けてよ。薬をやめて黙って悪くなっていくのを見ていられないのよ」

　ここで、Ｌさんは急に奥さんを制したそうです。

「先生の言う通り薬をやめて、少し様子を見よう。具合が悪くなっても診てくださると言っているのだから。薬を飲みたいときは、また先生に言うから。ほら、先生が困っているよ。先生を困らせたらダメだ」

　この言葉で奥さんは黙りました。そして結局、内服抗がん剤をやめて様子を見ることになったのです。

標準治療後の指針はない

　１か月後、診察を受けたＬさんは担当医にこう告げました。

「先生に黙っているのは悪いので話しますが、◯◯サプリメントを飲んでいます。友だちが、がんに効くと言うのです」

　担当医は「サプリメントはあくまで健康食品で、がんに効くという科学的根拠はありませんよ」とだけ答えて、それを勧めるともやめるようにとも話しませんでした。

治療法がなくなり、無治療となって、「医師が悪くなっても診てくれる」ということで患者は納得しても、家族は治療を何もしていないことに不安を感じているのです。

もちろん、担当医はLさんの体の良い状態が続いてほしいと願っています。友人の専門医から新しい治療法の開発について聞いたり、臨床試験が行われていないかどうかを調べているようです。

残念ながら、標準治療後の指針はないのが現実です。民間療法の中には金儲けとしか思えない、いかがわしいものもあり、それでも頼らざるを得ない患者さんのほとんどは「やはり効かなかった」で終わるのです。

結局、Lさんは新しい治験薬も使えず、○○サプリメントを続けられましたが、肝転移が悪化して入院することになりました。

終末期は科学の枠におさまらない、患者本人や家族の納得感が必要です。「医学はサイエンスであるが、医療はサイエンスを含んだ、もっと大きなもの」だと私は思います。担当医も一緒になって悩む、そこに科学を超えた医療があります。

06

「治療法がある」というだけで元気が出る、希望がわいてくる

2年前に膣からの出血が時々あったMさん（75歳・女性）は、自宅近くにあるB病院の婦人科で「進行した子宮がん」と診断され、手術、抗がん剤、放射線治療を受けました。その後は小康状態でしたが、6か月ほど前から下肢のむくみが強くなってきて、歩くのもひと苦労です。買い物などは隣町に住む娘さんが来てくれて済ませ、何とか一人暮らしを続けていました。

そんななか、1か月ほど前からまた時々出血が見られるようになったので、娘さんと一緒にB病院の婦人科に行きました。そして、医師からこう言われたそうです。

「なかなかむずかしいね。いまは出血は止まっているし、また出血で困ることがあったら来てください。治療はもう終わっているし、緩和ですね」

Mさんは、「緩和ですね」と言われたことがとてもショックでした。がんに対する治療法が終わっているのは仕方がないとしても、出血や下肢のむくみを何とかしてほしい。もし出血が止まらなくなったり、下肢のむくみがひどくなって象の足のようになったらどうしよう、歩くのが大変になってトイレに行けなくなったら……などと考えただけで怖くなってきました。

「何か方法はないものかね？」とMさんが娘さんに尋ねると、インターネットで調べた娘さんからこんな提案がありました。

「お母さん、子宮がんにはどうかわからないけど、R病院に腫瘍内科というのがあって、そこでは新しい薬の治療ができるかもしれない。何か新しい方法があるかもしれないし、行ってみよう。B病院の婦人科で診療情報提供書を書いてもらうよ」

Mさんと娘さんは2週間後に、予約が取れたR病院まで電車とバスを乗り継いで足を運びました。診療した腫瘍内科医は診療情報提供書に目を通し、下肢のむくみを診てから言いました。

「残念ですが、ここではあなたの治療法はありません。これまで手術や抗がん剤の治療をしてきた婦人科で診てもらってください。私は婦人科医ではないので、出血も止められません」

ある程度は予想した返事でしたが、Mさんはがっかりして帰りました。

道中のMさんはふらふらしてしまって、娘さんに支えられながら家に着きました。

娘さんは「私の家で一緒に暮らそう」と言ってくれます。Mさんは「それも仕方ないかな」と思いながらも、そのときは返事をしないでいました。

完全にがんをなくせる治療法ではないが……

その後も出血が続き、下肢がとても重く感じて、3日後には娘さんの車でB病院に行きました。病院に着くとやはりふらついたので、玄関で車イスに乗って婦人科の外来を訪ねました。

すると、婦人科の担当医から「出血を止めたいですね。無理かもしれませんが、もう一度、放射線科で治療できないか相談してみましょう」と提案があり、放射線科に連絡を入れてくれました。そして、「追加照射はあと7回ならできますよ。きっと止血できると思います」という回答があったのです。

その言葉だけで、Mさんは急に足が軽くなった気がしました。もう治療法がないとあきらめかけていたのが、「まだ治療をしてもらえる」「止血できる」というのです。すぐにCT検査が行われ、放射線を当てる部位のシミュレーション（治療範囲の計画）をしてくれて、その日のうちに1回目の治療が開始されました。

新たな治療を受けた後の帰り道、Mさんは一人でしっかりと歩き、娘さんには「私一人でバスで病院に通って、あと6回治療を受けるよ」と言いました。放射線という方法があって、治療が始まった、希望がわいてきたのです。

完全にがんをなくせる治療法ではなくとも、「治療法がある」という事実は患者にとってとても大切です。医師から「治療法はなくなりました。緩和しかありません」と淡々と告げられる患者がいます。そう言われた患者は、たとえどんなにつらくても、「わかりました」と平気そうなふりをして答えるしかありません。

それでも、もう無理だと思っていた放射線治療で止血できたのです。Mさんは元気が出て、病状は落ち着いたようです。

07 たとえ1年でも生きていてこそ、幸せを感じるチャンスがある

Bさん（70歳・男性）は、この1か月ほど少ない食事でもすぐに腹がいっぱいになり、へその上に何か瘤《こぶ》が触れる気がして、A病院を受診しました。超音波検査の結果、進行した膵臓《すいぞう》がんと診断され、手術は無理で抗がん剤治療を勧められました。

その数日後、私の外来に「治療をやるべきかどうか」について相談に来られました。Bさんは A病院の主治医からこう言われたそうです。

「抗がん剤治療は、効くかどうかやってみないとわかりませんが、統計上は延命効果があります。治療ガイドラインでも選択肢の一つとして推奨しています。Bさんのいまの状態なら外来で治療は可能です。もちろん無治療という選択肢もあります。無治療の場合は余

命6か月、治療した場合は1年くらいと思ってください」

さらにBさんは次のように話されました。

「抗がん剤治療は延命効果だけとなると、意味がないんじゃないかと思うのです。いずれまた悪くなるなら、治療を受けないほうがいいのではと考えています。先生はやって何か意味があると思いますか？　これまで70年間生きてきて、数か月ほど長生きすることに意味があるのでしょうか」

そんなBさんに私の考え方を伝えました。

「抗がん剤治療をやるかやらないかは、もちろん本人が決めることです。延命の意味があるかないか、これも本人の考え方次第と思います。結果はどうなるかはわかりませんが、私は抗がん剤治療を勧めます。あなたに本当に効くかはわかりません。でも、延命効果が科学的に証明されているのに、やらないのはもったいないと思います。70年間生きてきたと言われますが、これからの人生に何が待っているかわかりません。たとえ1年でも生きていてこそ何かができる、何かを味わえるチャンスがあるのです。つらいこともあるでしょうが、楽しいこともきっとある。私なら『生きていてよかったと思えるときがある』と、そう希望を持って生きていたいと思います」

医学は進歩している

私はたくさんの膵臓がん患者の診療を行ってきました。15年ほど前までは、膵臓がんに対して抗がん剤治療は延命効果もなく、つらさを軽減する緩和医療もいまに比べれば貧弱な時代でした。

しかし、いまは違います。新しい治療薬が開発され、体のつらさを取る緩和医療も発達しました。

たしかに、いまの抗がん剤治療では手術不能な膵臓がんは治せません。でも、Bさんの場合の「延命」は、意識のない状態での延命とは違うのです。

体が良い状態を保ちながら、治療で良くなって「生きている実感がある」と話される患者さんがたくさんおられます。治療を受けないで死を待つような気持ちでいるよりも、ずっといいと思うのです。

科学的根拠に基づいた治療法があるのにそれを拒否して、短い余命を告げられ、死に向かってどう生きていこうというのでしょうか？

生きていてこそ、幸せを感じるチャンスがあるのです。

場合によっては、まずは治療をやってみて、副作用などがつらくて無理だと思うようなら、そこでやめればいいのです。一度も治療を受けずに死んでしまうのは、本当にもったいないことです。

医学は進歩しています。1年生きた後、そこに死があるのではなく、さらにまた余命1年を言われる、あるいは新薬でもっと生きられる時代なのです。

生きていてこそ人生です。

その後、Bさんは外来で点滴治療を受け、がんは縮小し、幸い1年を過ぎても元気で外来に通院しています。

第2章

「命」は誰にも決められない

08

「無駄な延命治療はしたくない」と言い続け、10年間生きてきた……

Ｆさん（65歳・男性）はある病院の守衛として20年間、60歳まで勤めました。55歳のときに悪性リンパ腫となり、勤務している病院で治療を受けているのですが、それでも何かにつけ自宅近くの診療所に出向いては、Ｉ先生に相談しています。

Ｆさんは I 先生が一番の頼りで、信頼しています。その診療所で、ＦさんはＩ先生にこんなお話をしたそうです。

「私のリンパ腫は、進行はゆっくりだけど完全には治りきらないタイプと聞いています。勤めていた病院に6回も入院して、何種類も治療を受けて、担当医も何人か代わりました。今回も、若い担当医から『効いていた薬が効かなくなりました。でも、効かなくなった場合に効く薬が出たので、その薬で治療をしましょう』と言われました。点滴だそうです。最初は入院かもしれない。それで、私は『もういいです。こんなにがんばってきたので治療はしません』と言ってきました」

しかし、Ｆさんはその後になって考え直し、Ｉ先生に申し出ました。

「その薬が効くのであれば、この診療所、Ｉ先生のところでなら治療を受けたいと思います。病院の担当医が嫌だからでもありません。ここで治療していただけたら、結果はどうであれ本望です」

Ｆさんのお話は続きます。

「私は病院に入院するたびに『無駄な延命治療はしたくありません』と担当医に言ってきました。とくに何を考えるわけでもなく、その治療で１、２か月ほど命が延びる程度なら、副作用もあるだろうし、やりたくないという意味でした。どの担当医も『はい、わかりました』と簡単に答えてくれました。私は病院の守衛ですから、あるとき、知り合いの看護師に『先生は何か言っていましたか？』と聞くと、『いざ容態が急変したときは、人工呼吸器をつけたり、救急蘇生をしたりしないという本人の希望があるとカルテに書いてありましたよ』と教えてくれました」

Ｆさんは自分の思いと担当医の受け取り方は違うのだと感じたそうです。それでも、そのままそれ以上のことは話さずに治療を受けてきたといいます。

「私は病院で人工呼吸器につながれた患者さんをたくさん見てきました。それぞれの人生を歩まれ、意識はなくなっても手も体も温かい。見舞いに来られたご家族は『よろしくお願いします』と言って帰られます。患者さんが熱を出し、痰《たん》が出るときなどは、医師や看護師は痰を吸引しやすいように一生懸命、背中を叩いたりして手当てをしていました。その患者さんたちを見て『無駄な延命』なんて思ったことはありません」

いずれは死ぬが、いま死ぬわけではない

その一方、Ｆさんは自分が入院するたびに「無駄な延命はしたくありません」と言い続け、この治療が無駄だったのか、無駄でなかったのかを考えながら、10年間生きてこられたのです。

今回、勧められた新しい薬で治療することも無駄な延命のような気もすると思いながら、長年真面目に仕事をしてきたから、また元気になって、好きな釣りに行くのも許されるのではないかとも思っているといいます。さらにこう続けました。

「それにしても、自分で言っておいて変ですが、『無駄な延命』なんて誰が決めるのでしょうか。『無駄な延命』なんてあるのでしょうか？　『誰の命も尊く、無駄な命などはない』とよく言われます。結局、それでも私の結論は、一番心がすっきりするのはI先生のところで治療を受けて、I先生にお任せし、最期はI先生に看取ってもらうことです。私はI先生のもとでは無駄な延命も何もないのです。私は最期まで看てくれるI先生がいてくれて安心です。幸せです。大病院に行くつもりはありませんが、I先生が行くようにと言われたら行きます」

そしてFさんは、I先生に「先生、私、ずいぶん延命できたのだから、その分、死ぬときは苦しいことはないよね」と言ったそうです。するとI先生は「え？　え？」と、きょとんとしていたそうです。

Fさんは I先生を信頼しているから、心も落ち着いているのだと思います。

もちろん、Fさんは生きることをあきらめているわけではありません。自分が死ぬときの話をしていても、「いずれは死ぬが、いま死ぬわけではない」と思っているのかもしれません。Fさんの「死ぬときは苦しいことはないよね？」という言葉が印象的でした。

09

娘にとって母の命は、母だけのものではない

病院事務のKさん（50歳・女性）には弟がいますが結婚して遠方に住んでおり、父の死後、Kさんは母と2人で暮らしていました。

ある日の午後、Kさんが「先生、亡くなった母のことなんですけど、聞いていただけますか？」と訪ねてこられ、こんな話をしてくれました。

＊

ある夜、私が家に帰ったら母が倒れていたのです。救急車で病院に運びましたが、血を吐いていて、胃がんからの出血でした。いろいろ処置していただいたのですが、亡くなりました。

4か月前に胃がんが見つかったとき、母は担当医から「進行した胃がんですが、いまなら手術で助かる可能性があります。手術するかどうかはあなたの命ですから、あなたが決

めてください」と言われました。それを受け、母は私にこう言いました。「私は十分に生きてきた。夫はもう亡くなって10年になる。私は肺がんの手術もしたし、このまま死んでいいから手術はしたくない。先生は『あなたの命だから、あなたが決めてください』と言った。私は手術しない。いま、何にも痛くもかゆくもない。私は80歳よ。長く生きても、あなたに迷惑をかけるだけだから」

母と私は大喧嘩になりました。私は手術してほしかったのです。生きていてほしかったのです。それでも、母は頑として「手術はしない」と言い張りました。

担当医は「いまなら助かる可能性がある」と言っておきながら、どうしてもっと強く手術を勧めてくれなかったのでしょうか？　あの「いまなら助かる」の言葉が私には忘れられません。「あなたの命だからあなたが決めてください」ではなくて、「手術しましょう。いまなら助かります。高齢でリスクはありますが、できるだけがんばります」と、どうしてそう言ってくださらなかったのでしょうか？

母が自分で決めたことで、いまさらこうなってしまっても仕方ありません。でも、喧嘩になったあのとき、母は「私の命なんだ。担当医もあなたの命と言った。だから私が決める」と言っていました。私は「母の命は母一人の命ではない。一緒に暮らしてきた家族の命でもあるし、私の命でもある」と言ったのです。でもその後、数日は口を利かなくなりました。

担当医は、手術のメリット、デメリットもすべて話してくれたと思います。でも、患者にはすべてがわかるはずはありません。そのことで文句を言っているのではないのです。患者の権利としての自己決定権と言われますが、「母の命は母だけのもの」というような考え方は間違っていると思うのです。何回も同じようなことを言って申し訳ありませんが、医師は助かる可能性があるときでも、「あなたの命だからあなたが決めてください」と言うものなのでしょうか？　母の命は母のものだと先生もそうお思いになりますか？

手術を受けさせればよかったと後悔

私は母ともっともっと喧嘩をして、すぐに手術を受けさせればよかったと後悔しています。痛いとか、何かあれば、無理やり病院に連れて行って、手術を受けさせることもできたかもしれません。

病院に連れて行かないで様子を見てしまっていた私が悪いのです。葬式に来た弟に、言い訳ばかり話す自分が嫌になりました。

いまさら他人のせいにするな。私のこの悲しさ、寂しさを他人のせいにするな。死んだ者は帰ってこないじゃないか……そうも考えます。でも、仕事が終わって、家に帰っても、何も言わなくとも微笑んでいてくれた母はいないのです。

母は、「生きていても意味がない。何も役に立たない。いつ死んでもいい」と言っていました。でも、何もできなくとも生きていてほしかったのです。いてくれるだけでよかったのです。家には遺影と花しかないのです。母はいないのです。

＊

Kさんのお話を聞いて、私は「お母さんの実際の状況はどうだったか？　医師が手術を勧めればよかったのか？」などと考えてしまいましたが、そうは言っても本人の同意がなければ手術できないのも当然です。

もちろん、Kさんの葛藤も理解できます。母を失ったことは大変な喪失感だと思います。私は「現実を受け入れていくしかない」と思いながら、遺される娘の苦悩、母への変わらない愛情を強く感じました。娘にとって母の命は、母だけのものではないのです。

10 人生の最終段階⁉ そんな話は聞きたくない

元看護師のDさん（64歳・女性）は、健康診断で肺に異常な影を指摘されました。ある病院の呼吸器内科を受診し、CT検査を受けたら肺がんで、さらに肺の中とリンパ節に転移があり、手術は無理という診断でした。

Dさんの担当は若い男性のG医師で、内科専門医でした。G医師は、CT画像、その他の検査結果、治療法などをきちんと説明してくれるうえ、診察の最後には毎回「質問はありませんか？」と言ってくれます。そんな姿勢から、DさんはG医師を気に入っていました。

結局、Dさんは抗がん剤治療を選択することになり、最初は入院、その後は外来で点滴治療が4回繰り返され、続いて内服の抗がん剤となりました。

Dさんは、がんによる症状はまったくありませんでした。しかし、抗がん剤の副作用が出て、注射では嘔気《おうき》（吐き気）や食欲不振、内服の抗がん剤でも、口内炎や下痢などがありました。それでも、治療が効いてがんが抑えられていること、そしてG医師が親切にしてくれたこともあってがんばりました。

G医師は「Dさんには病状をしっかり説明してあるし、十分理解いただいている、またコミュニケーションは良好だ」と思っていました。ところが、そうではない事態が起こりました。

外来診察でのある日、いつものように診察が終わって、Dさんが「先生、大丈夫です。がんばります」と話して帰ろうとしたときのことです。G医師は、「一度、ご家族とか看護師とか皆さんに集まっていただいて、Dさんの今後のことで話し合っておきたいと思うのですが……」と言いながら、「人生の最終段階における医療・ケアの決定プロセスに関するガイドライン」と書かれた資料を差し出しました。

それを見たDさんは「え！　先生！　私、そんなに悪いのですか？　人生の最終段階って、もうそんなに生きられないのですか？」と驚いています。

G医師が「いや、そんなことではないのですが、でも、Dさんには肺がんでステージ4

と話していますよね」と説明すると、Dさんはこう答えました。

「はい、聞いています。でも、最終段階だなんてショックだわ。えー！　もう、そんなに生きられないのですか？　最近、免疫療法でノーベル賞をもらった薬もあるんでしょう？　私は最終段階の話なんて聞きたくないんです。希望を持っていたいんです」

G医師は、「もちろん、Dさんの意思が尊重されることが一番大切です。わかりました。きょうはこのくらいにして、また相談しましょう」と話を終わらせながら、内心で「しまった。Dさんにはこのことを話すべきではなかった」と思ったそうです。

ACPが大多数の患者になじむかはむずかしい

「アドバンス・ケア・プランニング」（ACP）という取り組みがあります。愛称は「人生会議」で、厚生労働省は人生の最終段階における医療・ケアの在り方としてこの取り組みを勧めています。

その目的は「患者の意向に沿った終末期療養の実現」で、「医師等の医療従事者から適切な情報の提供と説明がなされ、それに基づいて医療・ケアを受ける本人が多専門職種の医療・介護従事者から構成される医療・ケアチームと十分な話し合いを行い、本人による意思決定を基本としたうえで、人生の最終段階における医療・ケアを進めることが最も重要な原則である」としています。

しかし、Ｄさんのように「先のことは聞きたくない」という方もいます。日本人では、自分の予後について聞きたい人が50％、聞きたくない人は30％という報告もあります。また、患者によっては、自分の最期について医師とだけではなく、他職種の人も含めた多人数で話し合うのを嫌う方もいます。

Ｄさんとの出来事もあって、Ｇ医師はＡＣＰが大多数の患者になじむかはむずかしいような気がしたそうです。

終末期について、医療・ケアチームに相談することも一つの選択肢かもしれませんが、信頼できる身近な医師とだけで相談することもあり得ます。あるいは、いざというときのために「リビング・ウィル」（生前の遺言）を書いておくのも一つの方法でしょう。

人生の最期のことです。一律ではなく、できるだけ個々それぞれの思いに沿うことが大切だと思います。

11 「どう死ぬか」を決めても、その通りにならないことが多い

厚労省のホームページにこうあります。

「『人生会議』とは、もしものときのために、あなたが望む医療やケアについて前もって考え、家族等や医療・ケアチームと繰り返し話し合い、共有する取組のことです。…厚生労働省では、今まで『ACP：アドバンス・ケア・プランニング』として普及・啓発を進めてまいりましたが、より馴染みやすい言葉となるよう『人生会議』という愛称で呼ぶことに決定しました」

その趣旨は、「最期をどうするか、どう死ぬか」をみんなで相談して、文書で残しておくことのようです。

E医師は長い間、Oさん（83歳・女性）一家からかかりつけ医として信頼されてきまし

た。先日、Oさんの息子さんから相談を受けたE医師が悩んでいるという話を聞きました。内容は次のようなことでした。

Oさんの夫は、若い頃からヘビースモーカーで、10年前に肺がんで亡くなりました。その後、Oさんは息子と一緒にE医師を訪れ、夫の最期を看取ってくれたお礼を述べてから「私が肺がんになったら、夫のように病院で抗がん剤治療はしたくないです。これはE先生も覚えておいてください。お願いします」と話したそうです。

Oさんの夫には抗がん剤が効かなかったことなど、いろいろ話し合って、息子もE医師もそれを了解しました。そしてE医師の勧めに応じ、Oさんは直筆で「延命治療はしない」「がんになっても抗がん剤は使わない」という書面を残しました。

Oさんの姉（86歳）も夫を亡くし、その後は姉妹2人で、Oさんの家で10年間仲良く暮らしてきました。姉の息子たちは結婚して離れて暮らしているということでした。

がんの話題になると、いつもOさんは「私は先生と息子とで話し合った。薬の治療はしないと紙に書いておいた」と姉に話し、姉は「わかった、わかった」と返事をしていました。

10年前と比べて効果も副作用も違う

昨年、Oさんに進行した肺がんが見つかり、手術は無理と判断されました。このとき、すでに脳に転移が数か所あり、新しくできた地域の中核病院で全脳に放射線治療を受けました。

その効果があって、脳転移はほとんど消えるほどに小さくなったのですが、放射線治療が終わった頃から認知症の症状が出てきました。

認知症が悪化したのか？ 放射線治療が影響したのか？ 体はとても元気なのですが、話の理解がむずかしくなり、物事を自分で判断できなくなってきました。

その後、中核病院の担当医から息子に「肺がんの遺伝子検査の結果が出て、ちょうどOさんに合った効く薬がわかりました」と連絡がありました。

息子が病院を訪ねると、担当医は熱心に説明してくれたといいます。

「遺伝子検査でOさんに合った薬があって、効く可能性は非常に高いのです。肺がんの治療は10年前の5年生存率は数%だったのが、分子標的薬や免疫チェックポイント阻害薬が加わって、いまはその何倍にも増えています。治ったと思われる患者もいます」

息子は「そんなに効く可能性が高いなら治療したい」と思って、Ｏさんの姉にそのことを話しました。すると、姉は「あなたは一緒に暮らしていないからそんなことを言うが、私は『薬の治療はしない』と妹が言っているのをずっと聞いてきた。絶対、反対だ」と、一生懸命に説明しても聞く耳を持ってくれませんでした。

それでも、息子は「認知症の症状があっても、あんなに元気だ。母に効く薬があるなら治療して長く生きていてほしい」と思ってＥ医師に相談しました。それを受けたＥ医師は、Ｏさん本人が書いた「抗がん剤は使わない」という確認書もあり、「これはどうしたものか？」と悩むことになったのです。

Ｏさんは自分で意思決定ができなくなった場合に備えて書面を残したのですが、当時はがんの治療がこれほど進歩するとは考えにくかったのです。

がんの種類によっては、10年前の治療と比べて効果も副作用もかなり違います。そこで息子、Ｅ医師らがＯさんの姉を説得したことで、Ｏさんは治療を受けることになりました。その結果、Ｏさんのがんは80％ほど縮小し、Ｏさんの姉もとても喜んでいるそうです。

12 「意思を尊重する」と言われたが、医師や看護師の思い通りに進む⁉

コンピュータ会社に勤務していたPさん（77歳・男性）が、病院で外来診察を受けて午後になって再度来院されました。セカンドオピニオンのため、他院への診療情報提供書とCT検査の画像データが入ったCDを取りに来られたのです。

胃がんの手術を受けてから2年経った今回のCT検査で、Pさんの腹腔内にはごく小さいリンパ節が見られました。手術した病院で6か月前に受けたCT検査と比較するために持参する、今回のCT画像を書き込んだCDができるのを待っていたときのお話です。

「先生！　私はいざとなったときのために、『延命治療はいりません』『人工呼吸器はつけません』『胃ろうはつくりません』と書いたものを仏壇に置いています。親戚と集まってわざわざ書面をつくらなくとも、それでいいですよね？」

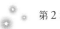

Pさんはそう言うと、さらにこんな話を続けました。

「3年前のことです。肺がんだった兄が退院して自宅に戻り、『相談があるから来てくれ』と言うので足を運びました。兄が寝ているベッドの脇に往診の医者と看護師と奥さんがいて、そこに私も加わりました。医者が肺がんの治療はもう無理な状態であることを説明した後、『あなたにとって最善の方法を考えましょう。あなたの意思を尊重しますよ』と言いました。続けて、看護師が『食べられなくなったときは胃ろうはつくりません、人工呼吸器はつけません、なるべく苦しまないように希望する……それでよろしいですね』と、ゆっくり繰り返します。兄は一つひとつにうなずき、それと一緒に医者と看護師もうなずいて、それを看護師が記録していきます。私は黙って聞いていましたが、そのとき、私はなんとなく違和感を持ったのです。医者は『あなたにとって最善の方法を考えましょう。あなたの意思を尊重する』と言いながら、看護師が『胃ろうをつくらない、人工呼吸器もつけない』と確認し、兄が同意するのが既定路線といった感じでした。なんだか医者や看護師の思い通りに進めるための単なる儀式に思えたのです」

病気になった者は立場が弱い

「医者・看護師の考え方は、きっと間違っていることではないのでしょう。ですから、私は反論することもありませんでした。医者と看護師が帰って兄と私だけになったとき、『兄さん、あれでよかったの？　私には〝いい治療法があったら探してくれ〟と言っていたじゃないか。もう、探さなくていいの？』と尋ねました。すると、兄は『いいんだ。最期はあの医者と看護師に頼むしかないのだから』と答えました」

そして、Pさんはこう思ったそうです。

「病気になった者は立場が弱い。あんなになると負け組なんだ。『あなたにとって最善の方法を』と言われても、『何かいい治療法はないか……生きたい』と心で思っても、なかなかそんなことは言えない。もし、そんなことを言ったら、きっと『お金持ちでもないのに、あの年寄りがまだ生きたがっている』と思われるだけなのだ。『いつでも考えを変えていいです』と言われても、話し合った記録を文書で残すのだから、これをひっくり返すのはとても大変で、無理。『この前、何もしないって、ここに書いてありますよ』って言われるだけだ」

2週間後、Pさんはご自分のセカンドオピニオンの返事を持って来院されました。

「小さいリンパ節は、よく見ると前のCTでもありました。PET検査をしてみましたが、問題はなく、再発は考えにくいと思います。念のため、6か月後のCT検査を見ていただければと思います」

不安が解消されて、Pさんは大喜びでした。

その後、Pさんの兄は酸素吸入器をつけて自宅で亡くなったそうです。「胃ろうをつくらない、人工呼吸器もつけない」のが既定路線で、「医者や看護師の思い通りに進めるための単なる儀式」にPさんが思えたことは残念でなりません。がんの悪化でどうしようもない状態でも、人生の終末期に関わる医者や看護師として、儀式的ではなく、もう少し〝ものあわれ〟を感じる心を持ってほしかったと思うのは、私だけでしょうか。

幸い、Pさんはいまも元気です。「延命治療はいりません」「人工呼吸器はつけません」「胃ろうはつくりません」とPさんが書いたものは、そのまま仏壇に置いてあるそうです。

13

死ぬ覚悟を迫ることは絶対にあってはならない

あるがん患者遺族会の会報誌で、とても気になった投稿がありました。緩和ケア病棟に入院したお母様のことについて書かれたものです。

《苦しんで逝かせてしまいました。…（母は）死ぬことを恐いと言い、呼吸ができなくなりそうだったときも死の影に怯えていました。それなのに死ぬ覚悟は折にふれ求められました。…患者は生きたいと思っているのに医療スタッフは死ぬ覚悟を迫る。…「生」の感覚に乖離があるように思えてなりません。…患者の揺れる気持ちをくむのは家族でさえむずかしいことです。でも、癌とわかって治療をするのは何故なのでしょうか。苦しい息の下であっても「生きたい、乗り越えたい」と思っているかも知れません。「助けて」というのは生きる為ではないでしょうか。私は母の最期に「ごめんね」と言いました。「死」とは奪われることでしたが、私はそれで終わっていいようには思えませんでした。》

私はこの投稿を読んだだけで、実際の状況を知りません。どこの病院かもわかりませんし、緩和ケア病棟のスタッフの意見も聞いていません。しかし、ご遺族は数年過ぎたいまでも、緩和ケア病棟で「母は死ぬ覚悟を迫られた」と悩んでおられるのです。

緩和ケア病棟とは、がんの治療をするのではなく、心身の苦痛を除くところで、そこで亡くなる方もたくさんおられます。緩和ケア病棟のスタッフは、「死ぬ覚悟ができている」ことで、安らかな死、良き死を迎えられると考え、患者さんの心をそのように導こうとしたのではないか？　しかしこの投稿では、そのことが逆に患者さんとその家族を苦しめているのです。


以前、私が看護師の研修会で緩和ケアについて講義したとき、あるホスピスに勤める看護師からこんなレポートをもらったことを思い出しました。

《ホスピスケアは身体症状を除去するだけではない。「死の受容」ができずにホスピスに来ているからこそ、「死の受容について」アプローチせざるを得ないのだ。自分の人生の総まとめができるように関わることは…良き死が迎えられるために大切な関わりでもある。患者・家族が生きる希望を持ち続けることは自由である。しかし、ただ、生きる希望を支えるだけでいいのだろうか？　傷口に触れずに最期までみるのは簡単だが、それでもなお踏み込むことの意味を考え、必要な介入であればそれによる影響も覚悟し、気持ちの変化に付き合う、支える覚悟を持って我々は関わっている。》

この看護師も、ホスピスで患者に「死の受容」「死の覚悟」を迫っているのかもしれません。

医療者に逆らえない

患者さんはそれぞれ違う人生を歩み、いろいろな思いで緩和ケア病棟やホスピスに入られます。緩和ケア病棟で最期を迎えるときはつらいことが少ないようによく看てもらいたい。そして、すでに衰弱し、思いが違っていても、医療者に逆らえないのです。「生きたい」と思いながら亡くなったとしても、死を受け入れ覚悟して亡くなったとしても、死は同じ死ではないでしょうか。死に「良き死」と「悪しき死」があるのでしょうか。

医療者が良き死を考えるのは自由ですし、まだ患者さんが元気なときにそれを議論するならわかります。しかし、死が迫っている患者さんに死の覚悟を押しつけるのは言語道断です。たとえ、患者さんが「死の覚悟」をしたように見えても、「生きたい」という気持ちはなくならないと思うのです。

「緩和ケア病棟を持っている病院はすばらしい」

よくそう言われることがあります。

しかし、実際には緩和ケア病棟で、患者さんの思いよりも医療者たちの思いに沿ってしまっている場合もあるようです。それでは緩和ケアにならないと思います。

８００年ほど前、臨死者の看護について、浄土宗第三祖の然阿良忠《ねんなりょうちゅう》上人は「できる限り、良いことも悪いことも病人の思いに沿ってさしあげられるようお努めください」と残しています。

私はこれが死を前にした患者さんへの看護の基本だと思っています。

14

終末期だからといって、標準化・効率化するなどあり得ない

現代人は知ってか知らでか、標準化・効率化を最優先にしてしまうことがあるように思います。

少し前のことですが、ある複数の緩和ケア病棟でとても気になることがありました。病院では「クリニカル・パス」（以下パス）というものが使われています。たとえば、患者があるがんの手術で入院した場合、同じ病期なら、同じ検査をして、同じ手術が行われ、同じ日程で退院するようなスケジュールが組まれたものです。これによって検査などの漏れがなくなり、患者にとっては前もって予定がわかります。標準化や効率化として良い方法の一つだと思います。

こうしたパスの一つとして、イギリスでは２００３年頃からナーシングホームなどで、

死が近い患者に対して「看取りのパス」（リバプール・ケア・パスウェイ）が使われました。慣れていないケアを行う人のために、すべてを同じチェック項目で同じ手順とすることで、ケアの質を上げるというものです。

驚いたことに、日本ではこれが複数の病院の緩和ケア病棟で日本版「看取りのパス」として使われました。論文発表では看取りのパスは終末期の緩和医療標準化ツールの一つで、その理念は「よりよい生の終焉《しゅうえん》（good death）を迎えるために…その道程となる標準的手法を提示」とあります。

終末期になって、一般状態の悪化や浮腫などの病状をチェックし、適用基準に合致すると看取りのパスに入るそうです。パスに入ると不要な治療・検査は中止され、標準化された終末のケアで患者ごとのケアのばらつきが減少するといいます。

麻薬などの鎮痛剤は残しながら、高カロリー輸液や抗生剤などの注射が削減され、その結果、薬剤費は半減。そして、看取りのパスを適用した場合、3日以内に亡くなった方が6割以上だったと報告されています。

また、論文では「患者に『死について』話してもよいか？　家族はどう思っているかなど、スタッフは対応に不安があった。しかし、このパスにより、ほぼすべてのスタッフが迷い、ためらいといった消極的感情を捨てることができた」としています。

死亡3日前くらいの状況でパスに入るようですが、そのとき患者には「栄養、抗生剤の点滴を止めます」「パスに入ります」と告げるのでしょうか？　インフォームドコンセントができているといっても、私は「患者の心は大丈夫なのだろうか？」ととても気になりました。

看取りのパスは聞かなくなったが……

該当する緩和ケア病棟を直接見たわけではないので、勝手なことは言えません。ただ、患者は死を受容していたとしても、きっと心の奥には「生きたい」という気持ちが残っていると思うのです。

臨終期にあって、医療者には、「生きていていいんだよ」という心、命を惜しむ心、別れの悲しみ、哀れを感じる心、未練を肯定する心があると思うのです。ですから、スタッフにはむしろ迷いやためらいを捨ててほしくないと私は思います。

アメリカの精神科医で医療人類学者のアーサー・クラインマンは、著書『病いの語り』の中でこう記しています。

《死を迎えるにあたって、死にゆく人にもっとも役に立つような、たったひとつの不変の道などないのである。…治療者は、その患者がどこに行こうとしているかとか、あるいはどのような方法が最良の選択なのかとかを、あらかじめ知ることはできない。》

また、聖路加国際病院名誉院長で、2017年に105歳で亡くなられた日野原重明先生は、『日本の生死《しょうじ》観大全書』の中で《ホスピスでは、…患者一人ひとりに個別的にタッチするということが必要で、全体をまとめマスとして扱うことはできません。》と述べています。

実はイギリスでは、看取りのパスがまだ回復の余地がある患者にまで適用されたという告発が続き、2014年に国として全面禁止にしたそうです。その後、日本では看取りのパスの報告は見つからなくなりました。

死亡3日前からのケアの標準化とは、団体でベルトコンベアに一緒に載せられて死んでいくというイメージが浮かんできて、私は賛成できないのです。

15 厳しい状況にあることは患者自身もよくわかっている

会社経営者のTさん（66歳・男性）は、10年前に受けた人間ドックで腫瘍マーカーの数値が高いことを指摘され、A病院で検査を受けました。その結果、肝硬変で、肝臓がんと診断されました。以来、ずっとA病院の消化器内科で入退院を繰り返しながら治療を続けています。

担当のN医師は、口数は少ないのですが、一生懸命に治療してくれます。

Tさんの肝臓がんは数か所に及び、皮膚から針を刺してがんの部分を焼き殺す「ラジオ波熱凝固療法」をこれまで5回行いました。他には「肝動脈塞栓術《そくせん》」という治療も受けました。

今回、がんの一部が大きくなってラジオ波での治療は無理だと判断されましたが、部位が肝臓の端だったことから、手術で切り取ることを勧められました。

Tさんは手術前、肝硬変のために出血が止まらなくなる、肝不全になるなど、重篤なリスクをたくさん説明され、一時は手術しないほうに気持ちが傾きかけました。

しかし、このままでは命が危ないこともわかっており、リスクがあっても手術してもらうかどうか迷っていたところ、N医師が肝臓外科の医師を紹介してくれて説明を聞くことになりました。

肝臓外科の医師は、手術について肝臓の血管や胆管のことなど専門的な説明をたくさんしてくれましたが、Tさんにはほとんど理解できませんでした。それでも、Tさんは手術を決断しました。それは、説明してくれた肝臓外科医の態度から「この医者には任せられる、この医者に命を懸けてみよう」と思えたからだそうです。

肝臓がんの手術は6時間かかりましたが、無事に大きな腫瘤《しゅりゅう》を切除できて、Tさんは元気に回復しました。そして、内科に戻ったTさんの採血検査結果では、がんのマーカーがほとんど正常値になったのです。

これまでの治療で腫瘍マーカーが正常になったことはありませんでした。それだけにTさんは大喜びで、家族、友人もみんな喜んでくれました。

医師も希望を持っていたい

その後の採血では、腫瘍マーカーの数値が少しずつ上がってきました。そして、手術から5か月後のCTで肺に新たな小さい転移が見つかったのです。

Tさんは分子標的治療薬の内服を3か月行いましたが、効果は認められませんでした。何か他の治療法がないか、N医師はセカンドオピニオンを求め、某がんセンターを紹介してくれました。

Tさんはすぐに出向きました。すると、診療情報提供書を読んだ某がんセンターの医師は、むずかしい顔をしながらいきなりこう告げたそうです。

「これなら、あと6か月の命と思ってください」

こちらから余命なんて聞いていないのに、そんな回答でした。

Tさんは何か新しい治療法でもないものかと期待して行ったのですが、「いまは該当する新薬はない」ということでした。新薬ではなくとも他の治療法について聞いても、打開策についての提案は何もありませんでした。

Ａ病院に戻って結果を話すと、Ｎ医師は、「前に飲んだ薬でも、飲み方を変えて効果があったという報告があります。本当にあなたのがんに効くかわかりませんが、試してみましょうか？」と言ってくれました。

暗かった気持ちが急に明るくなった気がしました。Ｔさんは「自分を担当してくれているのがＮ医師でよかった、某がんセンターのあの医師でなくてよかった」と強く思いました。

状況が厳しくなっていることは、Ｔさん自身もよくわかっています。それでもＮ医師は、余命や先行きの見通しが暗いことなど、これまで一度も口にしたことはありません。Ｔさんは「このことに感謝しなければならない」と実感したといいます。

Ｔさんのお話を聞いた私がこのことをＮ医師に伝えると、こう言いました。

「私も希望を持っていたいですから」

そんなＮ医師に、きっとＴさんも〝心の連帯感〟を感じたのではないでしょか。

16 命を助けるのが医師の仕事、命が軽く扱われるようになってはならない

Rさん（70歳・男性）は、胃がんの手術を受けた後、1年間の抗がん剤内服も終わって2年が経ちますが、再発はなく元気です。それでも手術前より8キロ減った体重は戻らないままです。昨年は奥さんに先立たれ、いまは一人暮らしです。

以前から高血圧があって降圧剤が処方されているため、2か月に1回のペースで外来に来られます。そのRさんがこんなお話をされていました。

「私の家の隣に94歳の男性が一人で暮らしています。先日、縁側で日向ぼっこをしていて意識を失っているのが見つかり、救急車で病院へ運ばれて点滴注射を受け、復活したそうです。ただ、本人はそのまま死にたかったようで、仏壇には遺書が置いてあったらしいのです。あのまま死なせてあげることはできなかったものですかね？　あの人は人づき合いが悪いんですが、以前、私に『自然に死にたい』と漏らしたことがあったんです。あのま

ま死なせてあげたかった気もするんですがね。いまは病院から家に戻って、ケアマネさんが入って、時々ヘルパーさんに来てもらっているようです」

私は「救急室に運ばれて救命するのは医師として当たり前のことですよ」と答えました。Rさんは2か月後の診察の予約をして、帰り際に「元気で生きていたら、またお会いしましょう」と冗談を言って帰られました。

意識なく救急車で病院に運ばれたら、医療者は救命のために努力するのは当然です。がんの末期で誰が見てももう助からないような看取りの状況とは違います。

老人だからとか生産性が低いからといったことはまったく関係ありません。病院に運ばれたときの患者さんの状況や気持ちがどうあれ、たった一つの命です。生きたくなくなったから断食して死ぬ……もし、それを周りが見過ごすとしたら、それは間違っていると思うのです。

どのような理由があろうとも、自殺しようとする人を見つけたら、医師であってもなくとも人は本能的に助けます。遺書があっても助けます。

生きていることが最も大切なこと

命を助けるのが医師の仕事です。もちろん、つらい状態を取り除いてあげるのも医師の仕事です。もし、命を助ける努力を怠るようであれば、命は軽くなりすぎてしまうと思うのです。

いまから約75年前の戦争のときに「お前たちの命は羽毛よりも軽い」と言われ、神風特攻隊の若い命が失われました。それから約30年経って日航機ハイジャック事件が起こり、当時の福田赳夫首相が「人ひとりの命は地球よりも重い」と述べ、超法規的措置として犯人グループに身代金を支払い、収監されているメンバーなどの引き渡しを決めました。

「人ひとりの命は地球よりも重い」

かつての「羽毛の軽さ」から「地球よりも重い」までになったのです。

そしていまは、自己決定権、超高齢社会、生産性のない人間が増えている……などと言われ、何か命が再び軽くなってくるのではないかと気になるのです。

医学は、病気を治す、天寿を全うできる……それを目標に発展してきました。もし「本人の希望だから」といって、助かる命を助けることなく医師が命を軽く考えるようになったら、医師は信頼をなくし、社会は混乱し、お互いに誰も信じられなくなってしまうと思うのです。

私が過去に関わったがん患者さん、そして「生きたい」と思いながら、無念にも亡くなった患者さんたちを思うと、生きる、生きていることが最も大切なこと――そう思うのです。

人生はとてもつらい日々もあります。それでも、生きていればこそ何かで生きている喜びを感じることもできるのです。

後日、Rさんは隣の家から聞こえてくる老人の笑い声を耳にしました。ヘルパーさんと冗談を言い合ったのでしょうか。Rさんはホッとしたそうです。

17 医療の原点は「命を最大限、尊重すること」

もし、治療法がなくなったら、担当医はそのことを患者さんに正直に告げることになります。

「今後のことを一緒に考えていきましょう。これからは緩和医療が中心になると思います。新薬の治験を希望されるなら探しましょう。緩和医療あるいは在宅医療で、担当医が代わることになっても、私とあなたの絆は変わりません」

担当医のこの言葉で、多くの患者さんは厳しい現実を突きつけられながらも、まだ相談に乗ってくれることで希望を持つことができます。

患者さんは緩和医療の専門医に代わることに、安心と同時に不安を感じます。実際にその専門医と考え方が合わないこともあります。そのときに元の担当医に相談できるという

〝つながり〟が欲しいと思うのです。

新薬を選択するときは同意書（確認書）が必要です。ある病院では「積極的な治療はしない」という同意書を患者さんに求めるといいます。緩和ケア病棟に入院する際も同意書を取ることがあります。

いずれにしても、患者さん本人が本当に納得していることが大切です。たとえば緊急の手術以外で、患者から同意書を取る場合は、対面で説明した後、帰宅してからよく考えてもらって、翌日以降にサインをもらうのが一般的です。また、多くは「撤回できる」とされています。これは他の病気でも同様です。

終末期といっても、がんの治療法がなくなり、「あと3か月の命」と告げられてから1か月で亡くなった方もいれば、1年生きた人、3年も生きた方もいるなど、さまざまです。

なお、終末期で、治療ができなくて状況が悪化してきたような場合は、同意書を取らないのが普通です。

透析を中止するという選択はあり得ない

がんではありませんが腎機能を失い、人工透析を受けている患者さんは、透析をしなければ数日から数週間で尿毒症を起こして亡くなってしまいます。

がんの終末期と違って、透析さえできていれば限られた命ではないのです。透析は多くの場合、体の状態が許す限り続けられます。

ところが2018年、公立福生病院で医師が患者に透析を中止する選択肢を示し、中止を選んだ女性が死亡したという報道がありました。透析をすれば生き続けられる患者に対しても、透析をしない選択肢を提示したことが本当にあったのかどうか、私はとても疑問に思っています。

患者と医師とでは専門の知識が違います。万が一、医師のほうからその選択肢を提示し、そして患者が透析しない選択をした場合、担当医は「透析をするように、続けるように」と説得したのか？　どんな説明をしたのか？　翌日以降になってからも、さらに「透析をするように」と説得を重ねたのか？

それでも、「患者の自己決定権」「患者の意見確認書という書面がある」と言われる方がいるかもしれません。もちろん、本人の同意がなければ透析が実施できないのは確かです。無理やりできることではありません。しかし、透析さえすれば助かり、日常生活が送れて長く生きられる患者が、透析をしない選択をして、そして亡くなっていくのを医師もスタッフも黙って見ていられるでしょうか。

透析をしないでいると数日で尿毒症になり、苦しさのあまり透析の再開を希望する患者もおられると思います。

透析は週3回、1回4～5時間かかります。長年続けてきたら、やめたくなるときは誰にでもあるでしょう。それでも、透析さえすれば長く生きられる、みんな我慢して治療を受けている……医療者が患者の心に寄り添いながら励ましてくれているから、患者は続けていると思うのです。

本人の意思や書面での確認も大切かもしれませんが、その前に、医療の原点は「命を最大限、尊重すること」だと思うのです。自己決定権、同意書があるといっても、がんの終末期と透析さえ続ければ助かる命とでは大きく違うのです。

第3章

人生の最期を考える

18

人生のお手本のように生きてきた人が安らかに死ぬとは限らない

一昨年、若い優秀な同僚の医師が亡くなりました。39歳、急性白血病でした。若い人の死は壮絶で、そしてとりわけ悲しいものです。

その3か月前に彼とやりとりしたメールが最後でした。

「さまざまな合併症が起こり得ることを伝えられ、不安は尽きませんがここまで来たからにはがんばるしかありません。まずは治療が順調にゆき、一日も早く日常生活に戻れたらと思います。ご迷惑、ご心配をおかけして誠に申し訳ございませんが、今後とも何卒よろしくお願い申し上げます」

彼自身の無念さ、奥さんやご家族の思いはいかばかりか。患者さんのために一生懸命にがんばってきた彼が……。こんなとき、「神様はいるのか?」「神様なんていない!」と思うのです。

日本のパーリ語仏教（原始仏教）の研究者で、僧侶であり、駒澤大学の総長を務めた水野弘元《こうげん》さんは、『死の準備と死後の世界』で次のように書いています。

《毎日を規則正しく送り、食事、仕事、運動、休息、睡眠などを過不足なくし、これを正しく続けることによって、健康を害して病気になることもなく、仕事の能率も上がって経済的にも不自由がなく、家族の生活も安定する。さらに周囲の社会に対しても、精神的・物質的な奉仕ができるように努力を続けるならば、死に際しても周囲に迷惑をかけることなく、安らかに世を去ることができるであろう。》

日本における緩和ケアの第一人者で、淀川キリスト教病院の名誉ホスピス長の柏木哲夫さんは、著書『「死にざま」こそ人生』の中でこう書かれています。

《ホスピスという場で約2500名の患者さんを看取った。その経験を通して、「人は生きてきたように死んでいく」と思った。不平不満を言いながら生きてきた人は不平不満を言いながら死んでいく。周りに感謝して生きてきた人はわれわれスタッフに感謝しながら死んでいく。これまでの生き方が、末期《まつご》に濃縮する形で現れるのである。よき死を死すためには、よき生を生きる必要がある。》

嘘だ！　私には優等生の生き方を言っているように聞こえます。

私は真面目に、人生のお手本のように生きてきた方が安らかに死ぬとは限らないように思うのです。たくさんの死に立ち会ってきて、「人は生きてきたように死んでいく」とはとても思えません。

たとえ、感謝して亡くなったとしても、〝よき死〟なんてあるのでしょうか？　災害や殺人の場合は別にして、〝悪しき死〟というものがあるのでしょうか？

誰も先のことはわからない

がんの治療では、思わぬ効果があったり、思わぬ悪い結果が出たりします。

40年以上前、抗がん剤のシスプラチンが発売される前の年だったと思うのですが、私が担当した患者さんで、胚細胞腫瘍の肺転移で2か月入院していた2人の大学生が亡くなりました。そして、まさにその翌年にシスプラチンが使えるようになり、同じ病気の若い患者は見事に「完全に治った」のです。

近年話題になっている免疫チェックポイント阻害薬も同じです。もう末期で、誰が見てもダメだろうと思われる患者が一発逆転、見事に蘇る場合があるのです。この薬が市販されていない2、3年前にこの病気になったら、間違いなく亡くなっていました。

これまでの人生の生き方などまったく関係ない、生と死。いったい、この差は何なのでしょう？　誰も先のことはわかりません。


今回の新型コロナウイルス感染症の流行で亡くなった人のほとんどは、思いもよらない死ではないでしょうか？

「人は生きてきたように死んでいく」、そうではない人生もたくさんあるのです。私たちにはどうにもならない人生があります。科学では説明できない死、それでも私たちは希望を持って生きていくしかありません。

これを人生の神秘ととらえ、そこに人生の面白さがあり、希望や期待を持てると言えなくもないですが、いやいや、そんなことを言っていても、実際は恐ろしい死が待っているかもしれないのです。

19

終末期でも、病状によっては自宅に帰る希望がかなえられない

肺がんや乳がんなどでがんが胸膜に進んだ場合、がん性胸膜炎を起こすことがあります。この場合、胸水といって胸膜に水が溜まるのですが、この水にはがん細胞がたくさん含まれています。

これと同じように、心臓を包む心膜にがんが及ぶとがん性心膜炎となり、心のう水が溜まります。たくさん溜まると心臓は圧迫されて拍動しにくくなり、命に関わります。多くの症状は呼吸困難や不整脈、そして胸がとても苦しくなります。

Sさん（48歳・女性）は、夫、高校生と中学生の娘の4人家族で仲良く暮らしていました。左乳がんの手術を受けたのが5年前で、その後、放射線治療、ホルモン療法などが行われました。

不幸にも４年を過ぎた頃から左胸の手術の痕《あと》に赤くぼこぼこした小さな塊《かたまり》がたくさんできてきて、がんは再発し、胸水が溜まるようになりました。骨シンチグラム検査では、全身の骨にがんの転移が見られましたが、骨折はなく、痛みもありませんでした。

抗がん剤の点滴治療で胸水は減り、小康状態となりました。しかしある日、呼吸困難と胸の苦しみを訴えて来院され、胸部Ｘ線写真では、胸水の他に心臓の影が大きく拡大し、超音波検査で心のう水が溜まっていることがわかり、緊急で入院されました。

循環器内科医にお願いして、心のう水を約１５０ミリリットル抜きました。心のう水は血液を抜いているのかと思うほど真っ赤でしたが、検査してみると静脈血よりもはるかに薄く、たくさんのがん細胞を認めました。抜いた後、苦しい症状はすぐに改善し、その後に直径４ミリほどの細い管を留置して、注射液で溶かした抗がん剤を心のう内に注入しました。管からの排液は日に日に減り、赤味も少なくなりました。

Ｓさんは私にこう話されました。

「先生、早く家に帰りたいのです。私は子どもたちに命が短いことを話してあります。家で、みんなに囲まれて安らかに死にたいのです」

しばらくして、Sさんは退院して外来通院となりました。経過は良く、さらに2回、心のうへの管から抗がん剤を注入した後、感染症の危険から液が溜まっていないのを確認して管を抜きました。

その後、約4か月間は良好でした。しかし、5か月目に入った頃、軽い息苦しさが表れました。胸部X線では再度、心陰影が大きくなり、心のう水が溜まってきていました。

「先生のために入院したの」という言葉が忘れられない

私は「このままでは危ない。また心のうに管を入れて治療し、元気になろう」と入院を勧めました。しかし、Sさんは入院を嫌がって「家にいる」と言うのです。ただ、Sさんの自宅近くには往診してくれる医院は見つかりませんでした。

急に苦しくなったとき、夜に救急車で病院に来ても、当直医は胸水なら抜けるが、心のう水を抜くのは専門の循環器医でないとむずかしいこと、心のう水で苦しい場合は酸素吸入ではおさまらないことなどを話して入院の説得を続け、やっと3日後に入院することになりました。

Sさんは、同室の患者さんに「私は先生の言うことを聞いてあげたの。先生のために少しだけの入院なの」と話していたそうです。

ところが、入院後に心臓の働きが急激に悪化し、あらゆる治療にも回復せず、とうとう家に帰れないまま亡くなられました。

がんの末期とはいえ、あれほど「家にいたい」と言っていたのに……。また良くなるためにと説得しての入院だったのに、家に帰ることがかなえられませんでした。

私は「こんなことになるならぎりぎりまで家にいさせてあげたかった」と後悔しました。いまも私の頭の中には、「私は先生の言うことを聞いてあげたの。先生のために入院したの」というSさんの言葉が残っています。

私たち医療者は、患者さんが元気になるために、生きるためにがんばります。しかし同じ終末期でも、Sさんのように病状によって、なかなか患者さんの希望通りにはいかないことがあるのです。

どうにもならないとわかっていても、私は夜、布団の中で「どうにかならなかったのか」を考えてしまいます。

20

家族の臨終に間に合うのはそんなに大事なことなのか

ご臨終に間に合った、間に合わなかった。死に目に会えた。会えなかった……。

「ほら、あなたが来るのを待っていたのよ」

「間に合ってよかったね。○○ちゃんだよ、お父さん」

血圧が下がって意識がない、下顎呼吸の患者さんを前にご家族は話しかけます。間に合ってホッとして、それでも間もなくご臨終になって、皆さんは泣き崩れます。

私はこれまで数多くの患者さんを看取りましたが、「いま、息子がこちらに向かってもうすぐ着くのです。間に合うでしょうか？」と訊かれたことは、何度もありました。

やっと病院にたどり着いて間に合った方、間に合わずに「先ほどまで息をしていたのに」と言われ愕然《がくぜん》とされる方、白い布で覆われている姿を見て肩を落とされる方もいました。

大急ぎで来られて、最期に間に合って、患者さんがわかってくれたり、何か話してくれるならよいのですが、最期の直前は昏睡状態が多いのです。

後々になって「俺は親の死に目に会えなかった」と悔やまれる方もいます。

がんの告知をしていなかった時代に、患者さんから「最期は先生に看取っていただきたい」と言われ、当直医がいても何夜も病院に泊まったこともありました。

たしか1987年頃、私の娘と息子が小学生のときに下村湖人原作の『次郎物語』の映画を東京・池袋の劇場へ観に行ったことがあります。

記憶が定かではなく間違っているかもしれないのですが、物語の序盤にこんな場面があった覚えがあります。

母親の体が弱かった次郎は、お浜の家に預けられ育ちます。お浜が次郎に話す昔話です。

「お釈迦様が亡くなるとき、スズメはいち早く駆けつけた。だからいまでもお米が食べられます。ツバメは白いシャツや燕尾服《えんび》のおしゃれをするために駆けつけるのが一番遅くなりました。お釈迦様は『そんなにおしゃれが好きなら、虫でも食うておれ！』と言われました。それでツバメはいまでも虫しか食べられなくなったのです」

私はなんとなくこの場面がずっと頭に残っていました。臨終に間に合った、間に合わなかった、それがこの話に重なっていたのかもしれません。

〝その瞬間〟に立ち会うことはむずかしい場合も多い

まだ携帯電話がない時代のことですが、何日もずっと一緒に病室で寝泊まりしていた家族が、病院の近くの食堂に行っていたわずかな時間に患者さんが息を引き取り、とても残念がっていたことを覚えています。

入院していた私の父（当時96歳）は、ある日の夕方に嚥下《えんげ》性肺炎となり、翌朝に駆けつけたときはもう冷たくなっていました。

私の母（当時95歳）は食事が摂れなくなり、入院中のある日、次第に血圧が下がって意識もなくなりました。その晩は私が隣に寝ましたが、翌日の夕方に「今晩は大丈夫だろう」と、一家でタクシーに乗って帰宅している最中に病院から連絡がありました。すぐに引き返しましたが、着いたときはすでに息を引き取っていました。

最近は、がんの末期で入院された場合、いざとなってから蘇生術を行うことはほとんどないという印象です。点滴は行っていても、強心剤や昇圧剤を使うような場合も少ないと思います。それでも、間に合った家族から「父は意識がなくなっていましたが、がんばって息をして、私が着くのを待っていてくれました」と言われたのを聞きました。

それぞれの人生です。終末期も、最期の瞬間も、そのときの思いもさまざまです。死ぬ瞬間にその場にいなかったからといって、それほど後悔されなくともよいのではないかと私は思います。

〝その瞬間〟に立ち会うことがむずかしい場合も多いのです。

死とは「ある人が死んだ」というだけではありません。残される人の心にも、ある人の死があります。残された人それぞれに、いろいろな思いとなって、死は残っていくのです。

「ある人、一人だけの死ではない」

私はそう思います。

21 「家族に迷惑をかけるから安楽死」など考える必要はない

２０１９年の参議院選挙で「安楽死制度を考える会」のこんな公約を新聞報道で目にしました。

「自分の最期は自分で決めたい。耐え難い痛みやつらい思いをしてまで延命したくない。家族などに世話や迷惑をかけたくない。人生の選択肢の一つとしてあると『お守り』のように安心」

また、ＮＨＫのドキュメンタリー番組では、日本では認められていない安楽死を行うためにスイスまで出向いた日本人女性に密着し、医師の注射によって亡くなられる瞬間までが放映されました。取材したスタッフは、薬物注射をする場面や亡くなる瞬間をどんな思いで撮影していたのでしょう？　いわば〝殺人現場〟を目の当たりにしていたのです。もし私がその場にいたら、注射をやめさせていたと思います。

安楽死は、薬物の投与などによって死に至らせる行為です。認めている国、認められていない国があるといわれますが、その死に医師が手を貸すことになります。

安楽死制度を考える会は「耐え難い痛みやつらい思いをしてまで」といいます。しかし、現代は緩和医療の発達で、肉体的な痛みをコントロールすることができるようになりました。もし、死を前にして痛みなどでどうしても苦しいときには、「セデーション」と呼ばれる意識の低下を継続して維持する（持続睡眠）対処も可能になっています。ですから、彼らの言うことはほとんど当たらなくなっているといえます。

また、彼らは「家族などに世話や迷惑をかけたくない」とも言っています。しかしいくら健康でも、人は年を重ねるほど体力は衰え、身体的な苦痛は増えます。頭がしっかりしていても衰えてきます。人間、どうしても他人に迷惑をかけることになってくるのです。

いまの日本は、多くは独居か1世帯2人です。一方が年老いて、あるいは生計のために仕事をしていて、もう一方の家族を世話するのはむずかしくなってきています。長時間ヘルパーさんを雇えるお金持ちは別ですが、家族に迷惑をかけないことは無理になってくるのです。

だからこそ、介護施設などを充実させ、社会が面倒を見る、生きていくのに迷惑をかけてもいい社会……そのような環境にしなければならないと思います。つまり、「生きていていいんだよ。そして、生きていくために迷惑をかけてもいいんだよ」……みんなが「安心して生きていられる」と思える社会です。日本は超高齢社会なのに、自分のことは自分でどうぞといった「自助」といわれる社会はおかしいのです。

家族に迷惑をかける、だから安楽死を考える。それではあまりに悲惨すぎます。安楽死は人を殺すことです。

家族など周囲の人と相談して、自分の最期の希望を話しておくこと（人生会議）も必要かもしれません。しかし、本当に死期がすぐそこに迫ったときには、思いが違ってくる、「生きたい」という気持ちがわいてくる患者さんを私はたくさん見てきました。人は生き物、生物ですから、それも当たり前でしょう。

人は、自分の意思で生まれてきたわけではありません。自分でつくった体でもありません。死を自分だけで、自分のことだけを考えて決められるのでしょうか。死に対しての自己決定権はあるのでしょうか。

人生において「自分のことは自分で決める」のはたしかに大切なことですが、人生の最期を自分で決めるのはとてもむずかしいことだと思うのです。

「死ぬ権利」を言う前にやることがあるはず

2020年7月、「嘱託殺人」という事件が発覚しました。難病の筋萎縮性側索硬化症（ALS）だった女性患者（当時51歳）に頼まれ、薬物を投与して殺害した医師2人が逮捕された事件です。

ALSになった患者は、体がだんだん動かなくなってきます。その不安は他人には到底想像もつかない、患者本人にしかわからないつらいことの連続だったと思います。

この事件から、「安楽死を認める選択肢を考慮すべき」という意見が聞こえます。私はそうは思いません。安楽死が認められるようになったら、社会支援が疎かになり、難病患者が生きにくい環境になるのが心配です。そんな社会が良いはずがありません。

殺されたALSの女性への同情、嘱託殺人をした医師に対する非難、安楽死への議論といった報道が多い中で、ALSを8年前に発症した50歳の医師の記事（朝日新聞2020

年8月1日朝刊）を目にしました。
《もし患者が「死なせて」と発したら、なぜそう思うのか寄り添って耳を傾け、つらいことを解決する手段があれば全力でサポートしてほしい。》
そして、同紙の「声」の欄（2020年7月31日朝刊）には、ギラン・バレー症候群で1年近くはほぼ寝たきりだった64歳の方の言葉が寄せられていました。
《患者の心の奥底の「本当は生きたい」という叫びが（嘱託殺人の）2人には聞こえなかったのか。残念で仕方がない。》

そうなのだ。本当は生きたいのだ。病状が悪化していくなかでも、生きることがつらいことの連続でも、それでも生きる価値を見出し、生きがいを感じているのだ。

「本当は生きたい」という思いがつづられたこの2人の記事を読んで、私は少し安堵の気持ちを覚えました。

「死ぬ権利」を言う前に、みんなが希望を持って生きられる社会をつくらなければならないと思います。

22 必ずしも平穏な死が良いわけではないと、〝看取りのスペシャリスト〟の死が教えてくれた

田中雅博医師は、住職をしながら診療所で診療を行っていました。緩和医療、終末期の患者さんの死の不安を遠ざけ、安寧に生きられるようにする〝看取りのスペシャリスト〟だったと思います。

先日、ＮＨＫ ＢＳ１で、たまたま田中医師のドキュメントを観ました。田中医師が膵臓がんと闘い、２０１７年3月に70歳で亡くなるまで、いや、骨となってしまった彼までをもレポートしていました。末期の膵臓がんの診断を受けた後の闘いの日々を、究極の理想の死を記録しようとしたのだそうです。記録は最終的に、４５０日に及びました。

田中医師は科学的に根拠のある抗がん剤治療を受け、闘い、田中医師の奥さんは一生懸命にサポートされました。意識状態がはっきりしているときに、彼が決めたのはＤＮＲ（いざとなったときは蘇生術はしない）でした。

田中医師自身が医師・僧侶であり、奥さんも麻酔科の医師で僧侶、娘さんも医師のご一家です。がんの終末期を平穏に過ごすには恵まれた、これ以上の環境はないように思われました。彼は「生きることの執着を捨てる」ことができたようでした。私は、間違いなく平穏な死を迎えると思いました。

しかし、その後の展開は予想とは違っていました。

田中医師には妄想のような症状が出てきました。奥さんの悩み、生きてほしい気持ちがひしひしと伝わってきました。そして、最後に心停止したときに、DNRと言っていたのに、奥さんが「心臓に注射をした、心マッサージもしました」と言われるのです。がんの終末期で、いまではほとんど行われない蘇生術を試みたのです。

奥さんは心から、夫に生きていてほしかった、どうしても生きていてほしかったのだと思います。だから、田中医師が亡くなっても、火葬する、骨を拾う、そのようなことはできませんでした。火葬場に向かう車を泣きながら見送ったのです。

私はこのドキュメントを観て、奥さんは僧侶であり、医師であり、でもその前に人間だということにとても感動しました。

奥さんも田中医師と一緒に、これまで終末期のたくさんの患者さんに共感し、親身になって診療し、看取ってこられたと思います。

患者さんが安らかな様子で、あの世に行って、家族も納得されて……医師として、僧侶としての役割を十分に果たせたとしても、一緒に涙したとしても、それでも他人の死なのです。

「奥さんにとって、夫の死、身内の死は、自分たちの死であり、それではすまされなかったのだ」

私はそう思いました。

愛する者の死、身内の死は特別なもの

私はテレビを観ながら、1万人を看取ったキリスト教徒のアメリカの精神科医、エリザベス・キューブラー＝ロスのことを思い出していました。

「死の受容」などについて書いた彼女の世界的なベストセラー『死ぬ瞬間』は、看取りに携わる人々にとってバイブルのようになっています。

しかし、死を看取る達人のキューブラー＝ロスは、自分自身の死が近づいたときに、決して穏やかに過ごせませんでした。他人の死をたくさん見つめても、聖人のように死ねるわけではなかったのです。

もちろん、このことは決してキューブラー＝ロスの功績を削《そ》いでしまうことではありません。1万人を看取っても、それはすべてが他人の死であり、自分の死とはまったく違うという、死をめぐる本質を示しているのです。

死に対して百戦錬磨の奥さんでも、夫の死には大きく心を乱されたのでした。

どんな死でも、死は悲しい。そして、必ずしも平穏な死が良いわけではない。

愛する者の死、身内の死は、特別なものです。

ドキュメントの映像から、田中医師自身、そして奥さんには身内の、終末期の心の葛藤を、隠すことのない真の人間の姿を見させていただきました。

23 人間は機械にすぎない？ それでも魂はあると信じる

工学系大学職員のKさん（47歳・男性）は、奥さん、小学6年生の娘さんと3人暮らしです。

そんなKさんは4年前に大腸がんの手術を受け、その後、再発予防の抗がん剤治療を行いました。しかし、2年前に肝転移と肺転移が出現し、さらに抗がん剤、分子標的薬の治療を行ってきました。

がんの転移は少し大きくなってきていて、だんだん薬の効果を得られにくくなってきているようでした。それでも、担当医から「あと6か月の命」と言われてから、すでに1年が過ぎていました。その後、担当医は寿命のことを話しませんし、Kさんから訊くこともありませんでした。

抗がん剤の副作用で、毎日手のしびれがあり、治療を受けると2、3日気分が不快になり、吐き気もあります。それ以外は、手術した後の傷が時々気になる程度で、がんによる症状はとくにありません。

体重は元気なときに比べて7キロ減っていますが、仕事は半分に減らしてもらったこともあって、疲れもなく、やめずに続けることができています。

自分の人生は、他者があっての人生でもある

Kさんはある日曜日、商店街をぶらぶら散歩していました。本屋の前に来ると、入り口に積んである『「死」とは何か』というタイトルの本が目にとまりました。それはシェリー・ケーガンというアメリカのイェール大学哲学教授の講義を日本語訳したもののようでした。

パラパラめくってみました。すると、こんなことが書かれていました。

《私たちには魂がある、何か身体を超越するものがあると信じている。…というのも、死は一巻の終わりであるという考えにはどうしても耐えられないからだ。…私はこれをすべて否定する。…魂など存在しない。私たちは機械にすぎない。もちろん、ただのありきたりの機械ではない。私たちは驚くべき機械だ。愛したり、夢を抱いたり、創造したりする

能力があり、計画を立ててそれを他者と共有できる機械だ。私たちは人格を持った人間だ。だが、それでも機械にすぎない。》

「『魂など存在しない。私たちは機械にすぎない』……。みんな死ぬ。それはそうなのだが、しかし、魂が死ぬかどうかわからないが、良きにしろ、悪しきにしろ、何かしらの心を遺して死ぬのではないか。そうは言っても、その心はすぐに忘れられるのだろうか……」

Kさんはさらに思考をめぐらせました。

「『死は一巻の終わりである』『魂など存在しない』『私たちは人格を持った人間だ。だが、それでも機械にすぎない』と書いている。たしかにそうかもしれないが、それを否定したい自分がいる。この本は、自分の命のことだけを考えているのではないか？　私は一人で生きているだけではない。家族がいる、家族と一緒に生きている。そこには心、魂があるのではないか。一緒にいる家族は、私の心を、魂を感じていると思う」

Kさんはこの本を買って帰ろうかと考えましたが、「お父さん、また死を考えているの？」と娘に言われそうで思いとどまりました。

本屋から離れ、商店街を歩き進みました。そして、デパートの前のベンチに座ってまた考えました。

「もし、無人島に一人で住んでいるなら、魂はなくとも、それでよいかもしれない。しかし、多くの人間は他者と一緒に生きている。人生は、他者があっての人生でもある。魂かどうかはわからないが、機械とは違う、遺された者の心の中に残る何かがあるはずだ。自分は、何も遺すものなどない。家族に何も遺せないが、でも、それは仕方ない。自分の生きざま、こんな病気になって考えたことは、妻と娘には何の役にも立たない、意味のないことかもしれないが、それでも、何でも思ったことを書いておこうと思う。読んでくれるかわからないが……」

Kさんは「自分は機械にすぎないかもしれないが、魂はある」と思い、ベンチから勢いよく立ち上がりました。「一寸の虫にも五分の魂というのだから」と。

第4章

あなた一人だけの死ではない

24 がんが見つかり診療できなくなった医師を救った妻のひと言

外科医のRさん（65歳・男性）は25歳で医師になり、某総合病院の消化器外科に15年間勤務しました。とくに胃がんの手術が上手と評判でしたが、40歳のときに病院を辞めて外科医院を開業しました。

Rさんの楽しみは、麻雀と夜にウイスキーを飲みながら小説を読むこと。20歳から喫煙を始め、55歳まで1日20本、休むことなく吸い続けていました。

そんなRさんも55歳でたばこをやめました。女性の患者さんから「先生はたばこ臭い。患者の健康も考えてください。吸っている人の周りの人にも害があるって聞いています」と言われたのがきっかけでした。

このときから雀荘にも行かなくなりました。夜は一人でスコッチを飲みながら、テレビでプロ野球観戦か、最新の医学論文や推理小説を読む日々となりました。

Rさんが61歳の秋、風邪をひいていないのに声がかすれました。医師会の会合でなじみの耳鼻科医に診てもらったところ、「声帯の近くに腫瘤があります。B大学病院を紹介します」と言われました。B大学病院の耳鼻科では「組織を採って調べますが、がんであることは間違いないと思います」と告げられ、それから、がんとの闘いが始まったのです。手術の場合、声帯を含めて喉頭を全摘しなければなりません。そのため、Rさんは放射線と抗がん剤治療を選びました。40日間の放射線治療では、開始して10日を過ぎた頃から喉の痛みが出始め、それが2か月間ほど続きました。

幸い治療は完遂できたものの、声はかすれたままで、体重は10キロ減りました。それでも、診療所は3か月間休診した後に再開できました。

しかし、その後は2か月おきくらいに微熱と咳が出て、誤嚥《ごえん》性肺炎を起こしました。抗生剤を飲んでいずれも3～4日で熱は下がりましたが、診療所はたびたび休診しなければならなくなりました。

さらに1年経ったところで、右頸部の皮下に腫瘤が出てきました。B大学病院の耳鼻科で検査した結果、喉頭部の放射線治療域から外れたところにがんが再発していました。担当医からは「喉頭全摘と頸部リンパ節郭清《かくせい》術」を強く勧められました。

もう一つの別の人生があった

「気管切開で声は出なくなりますが、食道発声の訓練で話せるようになります。また、電気式人工喉頭（ＥＬ）というのがあって、舌や唇を動かすことで話ができます」

そのように説明を受けて、Ｒさんはとても悲観的になりました。

「診療もできない。生きている意味がない。この先を考えるとつらい。死にたい」

Ｒさんは奥さんにこう打ち明けたそうです。

「何を言っているのよ！　声が出ないくらいで……男でしょう？」

奥さんに叱咤され、これまで自分が同じようなことを患者に対して言ってきたことに気づいたＲさんは、喉頭全摘の手術を受けることにしました。

呼吸は鼻と口が関係なくなり、気管切開した穴で行われます。咳をしたときは、その穴から痰が出てきますが、普段は首にガーゼを巻いて穴を隠してあります。食事は口からできて、誤嚥することはなくなりました。

そんなRさんからお手紙をいただいて、私はご自宅を訪ねました。喉頭全摘の手術から3年が経ち、幸いがんの再発はありません。お会いするのが20年ぶりで、痩せておられましたが元気に見えました。

玄関にはたくさんの植木鉢が並んでいました。外科医院は閉じて、いまは娘さんが嫁いだ先の園芸店に勤めているそうです。

「私にはもう一つの別の人生がありました。山野草のちっちゃな花が咲くと感動します。じっと黙って冬を乗り越え、植物は人間よりも偉い」

Rさんはこう言って、にっこり微笑まれました。はじめはボードに字を書いて会話をしていたようですが、いまは左手でELを首に当てて話します。

RさんのELの声とやさしい目に会って、思わずRさんの右手を握ったら、痛くなるほど強く握り返してきました。

Rさんは時々、農業学校の授業を受けに行っているそうです。別の人生を見事に生きている姿を見て、私は感動しました。

25 意識のない夫に届いていた妻の歌う童謡

「父は教育者として名を馳せました」

息子さんがそう話されていたのが印象に残っているTさん（83歳・男性）は膵臓がんを患い、肝臓転移が悪化してすでに末期の状態となっていました。

入院していたある日、意識がなくなり、次第に血圧が下がってきました。私は息子さんに電話をかけて「もう2、3時間しかもたないかもしれません」と話しました。

奥さん（80歳）はその日も朝早くから病院に来られていました。しかし、私たちに病状を聞いてくることはありません。私たちも息子さんにすべてを話しているので、とくに奥さんに話しかけませんでした。

奥さんはベッドの枕元の椅子に座り、Tさんの右手を握って、小さな小さな声で歌われていました。それは「揺籃《ゆりかご》のうた」でした。

ゆりかごのう〜たをカナリアが歌うよ〜　ねんねこ、ね〜んねこ、ね〜んねこよ
ゆりかごのうえに　ビワの実がゆれるよ　ねんねこ、ね〜んねこ、ね〜んねこよ
ゆりかごのつなを　木ねずみがゆするよ　ねんねこ、ね〜んねこ、ね〜んねこよ

北原白秋が作詞した童謡です。この歌を繰り返し、繰り返し、2時間経っても歌い続けていました。看護師が血圧を測りに来たときなどはやめていましたが、いなくなるとまた歌い始められました。

失礼ながら、私は「83歳の老人に……その歌は赤ちゃんに聴かせる歌でしょう」とか「歌っても意識がないTさんには聞こえるはずはないのでは」などと思ったりしていました。

Tさんは意識が戻ることもなく、次第に呼吸が弱くなり、午後になって亡くなりました。私は死亡診断書を書き、看護師は死後の処置をしました。そして葬儀屋が来て、霊安室に運ばれました。病院の地下の出口から、看護師数名と私は、Tさんの乗った霊柩車に向かって深く頭を下げ、見送りました。霊柩車の助手席には息子さんが乗っていました。

私は奥さんに揺籃のうたを選んで歌われたわけを聞きたいと思っていましたが、もう先に帰られてしまって、お会いできませんでした。

音楽は安らぎを与える

それから数年経って、緩和医療に関するある講演会で、講師がこんな逸話を話されました。

「終末期となったある胃がんの患者さんが点滴と酸素吸入をしていて、苦痛に伴って興奮状態となった。家族や担当医が話しかけたり、手を握ったりすることくらいではおさまらない。落ち着かせるのにとても大変だった。鎮静剤の注射をするとようやく静かになって、それから朦朧《もうろう》として、その後かけ声にも反応がなくなり、意識がなくなった。それでも顔をしかめたり、時々手足をバタン、バタンと大きく動かしたりするので、誰かが見守っている必要があった」

その患者さんは、以前ヨーロッパで長い間、音楽関係、とくにクラシック音楽を中心とした仕事をされていたそうです。それを聞いた担当医はどうしたか？　話は続きます。

「担当医は、自分の部屋からCDが聴ける小さいポータブルラジオを持ってきた。部屋にはバッハの曲が流れた。意識がなく、かけ声にもまったく反応しない状態なので、患者さんにその音楽が聴こえているかはわからない。しかし、しばらくして患者さんの手足の緊張はなくなり、表情が穏やかに、安らかになった。その後もクラシック音楽を流していたが、患者さんの表情はとても安らかで、鎮静剤などはまったく使うことはなかった……」

この話を聞いて、私はTさんの奥さんが歌われた揺籃のうたを思い出しました。

あのとき、奥さんが小さな声で繰り返し歌われた揺籃のうたが、意識のないTさんに聞こえていたかどうかはわかりません。それでも、きっとTさんには安らぎの歌だったのでしょう。

私は息子さんに電話をかけて、Tさんの奥さんがその後、元気かどうかをうかがいたいと思いながらも、そのままになっています。

26

喧嘩別れしていた娘と3年ぶりに再会、自分は一人ではなかったと気づく

ある地方の田舎で育ったUさん（56歳・女性）は、高校生の頃から「人間ってなんだろう」「命ってなんだろう」などと考えることが好きでした。そして、東京のある大学の哲学科に進学し、卒業後は建設会社に就職しました。その会社で経理を担当してすでに30年が経ち、いまは課長です。

Uさんはすでに両親を亡くしていて、結婚して5年後に離婚を経験、一人で娘を育ててきました。その娘は美容師となりましたが、Uさんとは性格や好みが違っているため、よく喧嘩をしたそうです。結局、些細なことで口論したのをきっかけに娘は家を出て、いまはメールでの連絡だけになっています。

Uさんは喫煙と飲酒の習慣がありました。たばこは1日20本を約30年間、お酒は毎日一人晩酌を続けてきました。いつしか食事が胸につかえる感じになり、会社の健康診断を受

けると、内視鏡検査で食道がんが見つかりました。

後日、午前中からB病院を受診。担当医は消化器科の若い女性医師でした。

「進行した食道がんですが、肺や肝臓に転移はなさそうなので手術はできそうです。手術はせずに放射線と抗がん剤治療という方法もあります」

担当医は、手術した場合の後遺症や合併症のリスク、入院期間、手術せずに放射線・抗がん剤治療を受ける場合の副作用、入院期間、そして治療法による生存期間の差がないことなどを図に描いて詳しく説明してくれました。

Uさんはよく理解できた気もしましたが、説明を聞いている間は「会社にどう話すか」「仕事の申し送りはどうするか」といったことが頭をよぎっていました。「手術か、放射線・抗がん剤かどちらを選びますか？」と尋ねられても、すぐには答えられません。すると最後にこう言われました。

「来週までに、おうちの方とも相談されて来てください。あなたの命です。どうするかは、あなたが決めてください」

娘が一緒にがんと闘ってくれる

Uさんは、家に帰って担当医の話を思い出します。

「『あなたの命です。あなたが決めてください』……それはそうかもしれないが、治療法は一番良い方法を先生が選んでくれればいいのに……」

「私はがんで死ぬのだろうか？　この先、私の人生にいいことは何も期待できないのではないか？」

「それにしても『あなたの命です』って、本当にそうなのだろうか？　命は私のものなのだろうか？」

医師からたばこもお酒も止められて、夕食のおかゆさえ胸につかえる……。ラジオから流れてくる演歌を聞いていたら、急にみじめな気持ちになってきました。

「あなたの命？　自分が好んで生まれた命でもない。いま、食道がんのこの体に宿っている命って、本当に自分の命なの？」

ふと、「命のことを考えるなんて、何十年ぶりだな」とも思いました。そして、「『あなたが決めてください』と言われたけど、どっちに決めても私にはこの先の人生にいいことなんて何にもない」と、また暗い堂々巡りが始まりました。

そんなことを考えていたら、急に娘のことが気になってきて「私、食道がんと言われた」とメールを送りました。

翌朝のことです。突然、娘が帰ってきていきなり「お母さん、私、一緒に病院に行って医者の説明を聞きたい」と言いました。娘に会うのは3年ぶりでした。Uさんは急に霧が晴れたような気持ちになり、胸につかえている食事がすべて下りていった気がしました。

そして、娘に向かってこう言いました。

「私の命なんだから、私が決める」

それでもUさんは「娘は私と一緒にがんと闘ってくれる」と心強く感じました。

その後、娘も同意してくれて、Uさんは放射線・抗がん剤治療を選択し、経過は良好です。Uさんは娘から時々かかってくる電話がとても楽しみになりました。Uさんは一人ではなかったのです。

27 入院中の〝囚われの身〟でも、息子の役に立てることがある

私の友人である会社員のHさん（58歳・男性）のお話です。

Aがん専門病院で胆のうがんの手術を受けたHさんは、その1年後、腹腔内にがんが再発し、抗がん剤治療のために短期間の入院を繰り返していました。

そのときも短期入院の予定だったのですが、腹水が出てきて病気が悪化していることがわかりました。さらに手術した部位の痛みが続いて、食事は半分くらいしか摂れず、痩せてきています。時々咳き込むこともあり、「今後、自宅で過ごすのは無理ではないか」と判断され、自宅近くのF病院に転院を勧められました。

A病院の担当医は「いまはがんの積極的治療は無理です。体力が回復したらまた治療を考えましょう」と言ってくれましたが、Hさんからしてみれば「助からない命、捨てられた命」と判断されたと感じたままの転院でした。

「こんなはずではなかったのに……いつ退院できるかわからないＦ病院への転院で、今度は生きて帰れるのか？　地方で大学に通っている息子はどうしているだろう。高校生の娘は来年受験だが、一緒に合格の喜びを味わうことは無理に違いない」

Ｆ病院での病室は３階の４人部屋で、ベッドは窓際でした。夜、窓からは大小のビル群と窓の明かりが見え、ビルの下には線路が通っていました。走ってくる電車の窓から乗客の姿が見えます。一人ひとりの表情まではわかりませんが、立っている人、座っている人の影は確認できました。

そんな景色を目にしながら、Ｈさんは考えました。

「家路につくあの人たちは、死からは遠い〝安全圏〟の人だ。自分は死に近い〝囚われの身〟……。何も悪いことはしていないのに囚われの身なんだ」

朝になると、看護助手が床頭台を拭きにやって来ます。やさしい医師や看護師が来てくれても、囚われの身には変わりありません。売店に行くにも検査室に行くにも、ナースステーションで許可を得ないと病室を出られないのです。

朝、カーテンを開けると曇り空で、ビル群にまだ人の動きはありません。

「以前、手術が終わってA病院を退院したときは、病院で支払いを済ませてから建物の外へ出て、車が行き交うビル群の下を健康な人たちと一緒になって歩道を歩いた。空は曇っていたがとてもまぶしくて、うれしかった。『ああ、自由になれたんだ。シャバに出られたんだ』……俺は笑って歩いている。おかしなヤツと思われるだろうが、そんなことはお構いなし。あのときのあの気分は、もう味わえないのだろうか？」

転院して最初に迎えた日曜日、Hさんは2時間だけの許可をもらって、普段着に着替えて近くのコーヒーショップに出かけました。

「入院中の囚われの身だということを誰も気づかないだろう。ただ、疲れた男が入ってきたとしか思わないだろう。でも、私は『2時間』に縛られた囚われの身なのだ。壁にかかったルノワールの絵も、店内で流れているドボルザークの新世界も、私には何も語らない……」

Hさんは、コーヒーを半分残してそそくさと病室に戻りました。

「外にいた人たちと私とは違う。私は囚われの身。死が近い身なのだ」

学生時代の記憶が蘇る

働いているHさんの奥さんは、週2回ほど着替えなどを持って来てくれます。F病院に移って3週間が経った頃には、息子が訪ねて来てくれました。

男同士で何を話すか、Hさんは話題を探しました。息子は病状を気遣っているふうもなく、いま学んでいる哲学の話をしてくれました。世の中で直接は役に立たない話でも熱心に話す息子の姿を見て、「よし、大学の勉強はそれでいいんだ」と思いました。

息子はいまの政府の批判も口にしていました。Hさんは自分の学生時代が蘇り、咳き込みながらも息子の成長をうれしく思いました。

それから、Hさんは学生時代に愛読していて、まだ捨てていなかった『思想の科学』などの雑誌を奥さんに持ってきてもらいました。昔を思い出しながら雑誌のページをめくり、息子の勉強に役立ちそうな箇所を見つけると切り取って、息子へ送りました。このときのHさんは一時的にせよ、自分が囚われの身であることを忘れていました。

28

自宅で愛猫と過ごしたことで、前向きな気持ちを取り戻す

Wさん（55歳・女性）は福祉関係の会社で部長を務めています。夫は同じ会社の課長で子どもはおらず、1匹の猫と〝3人〟暮らしです。とてもがんばり屋で会社が困難なときでも前向きで、上司からも部下からも慕われています。

そんなWさんがお正月を過ぎた頃から時々、上腹部痛に見舞われました。最初は「食べ過ぎかな？」と思っていたそうですが、一向に上腹部の不調は解消せず、ある大学病院の消化器内科を受診しました。採血や腹部超音波検査などでは異常がなく、5日後に受けた胃内視鏡検査でも「粘膜が少し赤くただれているところはあるが問題はない」という診断でした。

3月末になって、Wさんは会社での長年の努力が報われ、4月から副社長への昇格が決まりました。夫や同僚はとても喜んでくれて、4月にはお祝い会が2回行われたのですが、

その2回とも帰宅途中に嘔吐《おうと》し、次第に食べる量が減って体重も落ちてきました。検査を受けた大学病院の消化器内科の担当医からは「精神的なものではないか？」と言われましたが、Wさんは納得できず、5月の連休後に紹介状を持ってB病院に足を運びました。その頃は脱水により体がとてもつらい感じで、体重は元気なときより8キロも痩せていました。

早速行われた胃内視鏡では、胃の粘膜の襞《ひだ》が太くなっていて、バリウムによる胃のX線検査では胃の出口のところが狭く細くなっていました。典型的なスキルス胃がんでした。

さらに、CT検査で腹水を認めたことから、「がん性腹膜炎で手術は困難」と判断されました。その際、スキルス胃がんの特徴として「がんが胃粘膜の下に潜って進展し、その初期では胃内視鏡で見逃されることがある」と説明されました。

Wさんと夫はとても落胆し、「大学病院なのにどうしてあのとき、診断できなかったのか」と納得できませんでした。

Wさんは食事が摂れない状態だったため、入院して中心静脈からの高カロリー輸液を行い、体力を回復しながら抗がん剤治療を始めることになりました。

「会社で、これまであんなにがんばってきたのに、そしていままさに人生に花が咲こうとしているのに……私には神様はいないのかしら？　がんを見つけるのが遅く、こんな状態になってしまって、私の人生は何だったのだろう」

Wさんはベテランの E 看護師にそう話しました。

私は治します！

幸い4週間ほどの治療で上腹部の痛みなどはなくなり、次第に食事が摂れるようになってきました。

抗がん剤の副作用はほとんどなく、体調が良くなったある日、自宅へ1泊外泊しました。

そして病院に戻ってきたWさんは、E 看護師に初めて笑顔を見せて、次のように話しました。

「猫のミーちゃんは元気だった。私からずっと離れなかった。私を忘れないでいてくれて安心した。ちゃんと自分でドアを開けて、猫専用のトイレに行くのよ。私、元気出してがんばらなくては、ね！」

治療を開始してから6週後の胃内視鏡検査では、胃の異常に太い襞が元に戻り、狭くなっていた出口のところは改善していました。

食事は全量摂れるようになり、体重も回復。入院8週後には中心静脈カテーテルは抜去されて退院となり、以後は外来で通院治療することになったのです。

退院の日、Wさんを担当していた医師チームの一人である研修医が、Wさんにこんな言葉をかけました。

「おめでとうございます。私は3か月で別の科に回りますので、今後はお会いできないと思います。良くなってはいますが、それは一時的なものです。治らないと思っていてください」

Wさんのそばにいた夫は一瞬むっとして、「なぜいまこのうれしいときに、医師は『治らない』と念を押すのか？」と思ったそうです。

しかしWさんはすぐに毅然としてこう答えました。

「いいえ、治ります。私は治します！」

29 抗がん剤治療の後に出会えた老女のしわしわの笑顔

会社員のJさん（54歳・女性）は4か月前、両側の首のリンパ節が腫れ、そのうちの一つを検査したところ、悪性リンパ腫という診断でした。全身のCT検査などで、他に腫れているところはなく、最初の抗がん剤治療は、入院して開始されました。

幸い、1回目の治療でリンパ節はみるみる小さくなり、3週間後にはほとんど触れなくなりました。副作用の不快感、嘔気、だるさは、治療日の夕方から3日間ほど続きましたが、翌週にはすっかり元気を取り戻していました。

2週間後の採血の結果では、白血球数の減少は軽度でした。そこで完治を目指して、外来で同じ治療を3週から4週ごとに計6回繰り返すというのです。

ところが、2回目の開始時には髪の毛がごっそり抜け始めました。事前に言われてはいたものの、とても怖くなって、美容室で坊主頭にしてもらい、ウイッグを用意することにしました。

今日は、4回目の治療でブルーな一日です。朝、目が覚めたときから嘔気があり、気分が悪いのです。まだ治療が始まっていないのに……。それでも気合を入れて起きました。病院に向かうのに1時間かかる電車は、通勤時間帯で混んでいて、ずっと立っていました。

病院に着いたら、たくさんの患者さんがいました。採血してから、結果が出るのを診察室前で待ちます。

1時間ほど待って、診察室内に呼ばれて、医師から体調を聞かれ、今日の採血の結果は大丈夫と言われました。

Jさんがうなずくと、薬局に「抗がん剤点滴準備」の指令が行きました。このとき、医師から「再発がないのを確認するために、次回、治療前にCT検査を行います」と言われました。

とくにJさんから話すこともなく、点滴待合室に移りました。そこはシーンと静かで、5人の患者がスマホや雑誌を見ていました。

抗がん剤の準備ができると、Ｊさんはカーテンで仕切られたリクライニングの椅子がある部屋に案内されました。

血圧を測定し、11時からの点滴は嘔気止めから開始され、終わったのが13時頃でした。

Ｊさんは横になって、点滴の落ちる水滴を見ながら思いました。

「今日が終わればあと2回。2回で完治してほしい。ここで会う患者さんは、たとえ心と体は大変だとしても、みんな平気そうな顔をして、当たり前のようにして点滴を受けている。でもそうして、がんばって生きていくほかはないんだよな……」

帰る途中で吐いたことはないのですが、昼食は摂らずに、水とジュースを飲みました。

あのおばあちゃんくらいまで生きる

会計を済ませて病院を出たのが14時でした。病院から駅までバスで10分、そして帰りの電車は1時間です。

電車では、3つ目の駅で80歳くらいの老女が乗ってきました。他に空席もなく、Ｊさんは席を譲ろうと立ち上がりました。吊り革を持ったときから、ムカムカして嫌な気分が襲ってきましたが、我慢していました。

幸い６つ目の駅で老女は席を立ち、Ｊさんに向かって「ありがとう」と笑顔で礼を言って電車を降りていきました。

Ｊさんは会釈してその席に座りました。ホッとして、体が楽になった気がしましたが不快感は続きました。

「こんなに治療しているけど、本当に完治するのかしら？　でも仕方ないな。次回のＣＴが心配だわ」

10個目のいつもの駅で降りて、タクシーで家に帰りました。

夕食は、前日につくっておいたスープを温めて、胃袋に押し込みました。

Ｊさんはベッドに入ってから、ほとんど無言で過ごした、ブルーな一日がやっと無事に終わったと思いました。そして、帰りの電車で「ありがとう」と言って降りていった、老女のしわしわの笑顔が蘇ってきました。

「私もあのおばあちゃんくらいまで生きたいな」

少しだけやさしい気持ちになって、休みました。

30 孫から出された〝宿題〟で生きる意味の答えを見出す

Qさん（80歳・男性）は悪性リンパ腫のリンパ節腫大が消えて5年が経過し、「治癒した」と考えていますが、高血圧と脳梗塞の後遺症があり、2か月に1回のペースで定期的に通院されています。

2か月前の受診では元気がなさそうな様子で診察室に入ってきて、こんなお話をされました。

「5日前に37度5分くらいの熱が出て3日ほど続きました。食欲がなくなって、このまま死んでもいいと思ったんです。娘に電話したら、『解熱剤を1錠飲め』と言われて飲んだら、熱が下がって食べられるようになりました。でも、『またリンパ腫が出てきたのではないか』と心配で、『せっかく治してもらったのにあのとき死んだほうがよかったのではないか』とかこの年になって生きている意味をいろいろ考えます。生きていても仕方がない気もするのです」

Qさんは、体の調子が悪くなると「どうして生きているのか」を考えるといいます。

「この年じゃ先がないし、希望なんて何にもないんですよ。いつ死んでもいいけど、生きる意味って何ですかね？　先生は『生きていたらいいことある』って言うけど、ないよ、先生！　いいことなんてない」

いつもQさんはたくさん話します。この日も調子が良くないと言いながらおしゃべりが続きました。

「娘に老人会の集まりに行けと言われるけど、いまさら行っても知り合いはいないし、一人暮らしでいいんですよ。世の中の役に立つわけでもないし、私が生きている意味なんてないんだ。けど、先生に助けてもらったし、こうして外来にまた来ますよ」

「楽しみは孫の成長くらいかな。一緒に住んでいないけどね。先生、幼稚園の頃の孫はかわいかったよ。でも、だんだん塾とかでいまや会えるのは年2、3回くらいかな。来る目的は小遣い稼ぎ、金集めなんだから……もらったらすぐ帰ってしまう」

Qさんはひとしきりお話をされて帰られました。

人に役立つことをする

それから2か月後の受診です。今度はとても元気そうに見えました。

「元気ですよ。採血の結果はどうでした？　悪いものは何もなかった？　よかった。お蔭さまでありがとうございます。この間、私の誕生日だからって中学生の孫が来てね、〝宿題〟をもらっちゃいましたよ。なんと『人間の生きる意味』って題で作文を書くから、生きる意味を教えてくれって言うんです。親は人生経験が長いおじいちゃんに聞けって言ったそうで、そんなこと聞かれて困ってしまって。私の宿題になってしまったよ。私はそんなむずかしいこと考えたこともないしね。『世界でたった一人の私のおじいちゃん。元気で長生きしてください』なんて書いたカードを持ってきてさ。気がついたら小遣い弾んであげちゃいましたよ」

Qさんはニコニコ顔です。

「こんな話できるのは先生だけだ。睡眠剤を出すのを忘れないでね。あれがないと眠れないときに困るから。来月、また孫が来るときまで宿題の答えを考えておかなくちゃならなくなって大変です。図書館通いをしていますよ。先生、診察を待っている人がいっぱいだよ。次の2か月後は1月だね！　また来るから、先生も元気でいてね。ありがとね！」

上機嫌なQさんを見て、お孫さんから生きる元気をもらったのだと私は確信しました。

そして次回の診察で、Qさんにお孫さんの宿題にどう答えたのかを聞くと、こう答えてくれました。

「孫には『人間の生きる意味は、何か人の役に立つことだ。人の役に立ったと思えると自分も幸せに思えるから』と答えました。でもね先生、人間は生きる意味があるかないかなんて考えないで生きられたほうがいいね」

「人に役立つことをする、それが本人にとって最も幸せなことだ」

たしかゲーテの言葉だったと思うのですが、そのことを私は思い出しました。

Qさんはとても溌剌《はつらつ》としていて、いまはもう生きている意味など考える必要がなくなったように見えました。

31

生きる希望を失わなかったのは孫との〝約束〟があったから

肺がんは手術で治癒し、糖尿病、脂質異常症で通院しているYさん（86歳・男性）が定期の外来診察で、「2週間前から食後に胃がもたれる気がします。晩酌を休んでみたけど良くならない。まあ、いつ死んでもいいと思っています。もうすぐ87歳です」と話され、翌週に胃内視鏡検査を行うことになりました。

内視鏡検査の後、診察室に入ってきたYさんに、「がんはありませんでした。胃の出口に少し糜爛《びらん》（ただれること）がありました。お薬を出しますよ」と私が言うと、「がんはなかったですか？　それはよかった。まだ生きられそうですか。実は、孫との約束で、大学受験に合格したらハワイに連れていくことになっていまして。大丈夫ですね？」と満面の笑みです。

「もうすぐ87歳」「いつ死んでもいい」と言われても、生きたいのは当たり前だと思うのです。高齢の方が遠慮して、「生きたい」と言いにくい社会の雰囲気になっているのかもしれません。

希望は生きる糧

２０１８年に持病の心臓病で突然亡くなった元みずほ信託銀行副社長の関原健夫さんは、日本興業銀行ニューヨーク支店に勤務していた39歳のときに大腸がんになりました。壮絶な闘病生活は著書『がん六回　人生全快』に詳しいのですが、彼が私にくれたメールにはこう書かれていました。

「希望は生きる糧。どんなに小さな希望や光や周囲の支えであっても、それらを持つことが如何に大切か。希望がなければ絶望しか残らず、絶望だけでは人間は生きていけない。特に医師の言葉と患者に向き合う姿勢は決定的です。人間はいくつになっても死にたくない、生き続けたい。だからこそ厳しい診断や治療を受けても、小さな希望を糧につらい闘病に立ち向かえるのです」

健康な人も、いずれはみんな死ぬことは誰でも知っています。しかし、人はそれがいつ来るかわからないようにして、大小、さまざまな希望を持って生きるのだと思うのです。

1万人以上を看取ったアメリカの精神科医、エリザベス・キューブラー＝ロスは、世界的ベストセラーの著書『死ぬ瞬間』の中で「死の受容モデル」（①否認→②怒り→③取引→④抑うつ→⑤受容）を唱えています。日本では、文化の違いもあるのか、この5段階に当てはまる方は必ずしも多いとは思えません。

長年、日本で「死の準備教育」の必要性を説いたドイツ出身のアルフォンス・デーケン上智大学名誉教授は、さらに6番目に「期待と希望」を加えておられます。

しかし、神父でもあるデーケン先生のその期待と希望は、「死後の命を信じる」「永遠の未来」「あの世で愛する人との再会」なのです。このことは、宗教を持たず、あの世があるかないかわからない私には、素直には受け入れられないでいます。

また、終末期になって、穏やかな死のためには、死を受け入れることが必要だと考えている医師がいます。それは違うと思います。

私はこれまで数多くの患者さんを看取ってきて、「最期まで生きる希望を持っていたら、あるいは死を受け入れなければ穏やかになれない」、それは違うと思うのです。「生まれてきたからには死が必ず来る。人間はみんな死ぬ、次は自分の番だと思えばいいのだ」と言われ、頭では理解できても、本当に死が近づいたときには、生きたいという気持ちが強くなるのは当然のことではないかと思うのです。

人間、生きたいのが当然で、関原さんが言われるように、その糧となるのが希望です。体の調子が悪いとき、年老いて体力が弱ったときに、死にたいと思うことがあるかもしれませんが、それでも生きていてよかったと思う瞬間があるのです。

私は患者さんに「死にたい」と言われて、「生きたい」気持ちの裏返しではないかと感じたことはたくさんあります。

胃の調子が良くなったＹさんは、実際に希望の大学に合格した孫と一緒にハワイへ出かけていきました。Ｙさんは日本に戻ってから、また次の目標、希望を見つけられるのだと思います。

32

会社の上司が送り続けた絵はがきの意味

先日、Sさん（当時51歳・男性）が亡くなられて33回忌を迎え、奥さんと集まった8人のお孫さんと一緒に撮った写真が、担当医だった私の元に届きました。お孫さんたちの背丈は奥さんと同じかもっと大きく、高校生か大学生かそれ以上か、皆さんとても頼もしく見えました。奥さんをはじめ、皆さんニコニコしています。

もちろんSさんが生きていた頃、8人はこの世に存在していません。私は写真を見て、「Sさんの心の思い、魂が、33年経って孫たちに継承されている」と思いました。

Sさんは夏に調子が悪くなって某病院で検査を受け、かねて計画していた黒部ダムへの家族旅行の後に入院しました。開腹手術では、胃がんは手の施しようもなく広がっていました。当時は本人に病名は告知されていません。

その後、がんは肺に進んで呼吸が苦しくなり、胸水が溜まった状態になり、「胸膜炎」という診断で私が勤めていた病院に転院されました。胃がんなのに「お腹が痛い」のではなく、多数の肺転移があってがん性胸膜炎で呼吸困難に苦しまれたのです。

病気は次第に悪化していきましたが、悪い日ばかりではありません。奥さんは毎日来院し、受験を控えた３人のお子さんもよくお見舞いに来ていました。

Ｓさんの上司だったＭさんは、自作の詩を書いた絵はがきを毎日病院へ送ってきてくれました。Ｍさんは若い頃に故郷で小学校の助教諭をされていたそうです。

これは絵はがきにあった詩です。

あかね空

いけないな
母さんと　あんなに
約束してたのに
あそびすぎ

もう日がくれる
こんなにおそい
どこかの街の　どこかの坊や
急いで　走って　帰っていく
あかねの空が　町をそめ
坊やをそめて　暮れていく

Mさんは子どもが出てくる詩をたくさんつくっていました。Sさんはこの絵はがきにどれだけ心が安らぎ、励まされたことでしょう。

心は、魂は引き継がれる

私たちはがんとも抗がん剤とも告げずに治療をしました。それでもSさんは私を信頼してくださり、がんばりました。

「先生、私が元気になったら、もしできたら一緒に病院をやりたいね。一緒に病院を！」

そんなことも言ってくれました。がんが進行していても、希望を失っていなかったのです。

奥さんは毎日付きっきりとなりました。正月はなんとか自宅で過ごすことができました。しかし、すぐに息が苦しくなるので横になることができず、座位のままで過ごすようになり、とうとう気管切開をすることになりました。

言葉が出しにくくなることから、Ｓさんは３人のお子さん宛てに、震える手でこんな言葉を書き記しました。

「父はこんなにがんばった、あなたたちの人生をがんばれ！」

Ｓさんが亡くなってから、奥さんは大変だったと思いますが、３人のお子さんを立派に育てられ、そして頼もしい８人のお孫さんがいまここにいるのです。

「心は、魂は引き継がれる」

本当にそう思いました。

８人の孫が集まってくれた33回忌、きっとＳさんはみんなに会うことができて、いっぱい喜んでいるはずだと思いました。

33

絵に魂を込めて、生きていた証を残す

ある病院の乳腺科病棟でのことです。

Vさん（55歳・女性）が入院されたのは10月ですが、まだまだ暑い日でした。

Vさんは乳がんの手術をしてから3年。骨、肺に転移していました。がんの組織はエストロゲン受容体、プロゲステロン受容体が陰性、HER2《ハーツー》受容体も陰性で、がんの治療にホルモン療法やトラスツズマブという分子標的薬療法は適応にはなりませんでした。いわゆる〝トリプルネガティブ〟といわれるがんでした。

薬物療法では、抗がん剤しか治療法はありませんでした。アドリアマイシン（一般名ドキソルビシン）、タキソール（同パクリタキセル）など、主な抗がん剤はすでに使われていました。

腰に痛みがあり、転移した腰椎に放射線治療を受けていましたが、肺の転移が悪化したため、呼吸困難が出てきて、乳腺外科に入院しました。

Vさんは酸素吸入を受けながら、ベッドで病棟の看護師長さんに話されました。

Vさん「また、お世話になります。長い間、何回も入院させていただきありがとうございました。厚かましいのですが、もしお願いできましたら、この絵を病棟に置いていただきたいのです。下手な絵ですが、私を思い出していただけたらうれしいです。最後のお願いです。私が生きていたことを忘れないでほしいのです」

看護師長「あら、コスモスの絵ですね。Vさんが描かれたのですか。秋の空に、とってもさわやかですね」

Vさん「ありがとうございます。さわやかって言ってくださってうれしいです。誰かが絵を見て和んでくださったらうれしいです。置いていただけるようでしたら、ひと安心です。少しの間でも結構です。私のことを思い出してほしいのです」

看護師長「また、元気になってくださいあなたのことは決して忘れませんから」

Vさん「私の両親は亡くなったし、弟はいますが、離れています。長く会社の事務で、言われた通りの仕事をしていただけで、世の中に役立つことは何もしてきませんでした。結婚はしていないし、子もいません。小さい頃から絵を描くのが好きで、休みの日は近くの河原で、風景を描いていました。絵を描いていると、何にも考えずに時間が過ぎます。死ぬことも頭から離れます。下手で恥ずかしいのですが、この絵は自分では納得できた絵です」

看護師長「わかりました。Vさんの魂が入っているのですね。ずっと部屋に飾らせていただきます」

Vさん「それでホッとしました。私が生きていた証が残せたみたいで、とってもうれしいです」

生きていたことを忘れないでほしい

看護師長からこの話を聞いた私はこう思いました。

「人は自分が生きていた証が残ることで、心が救われるのかもしれない。生きられる希望が残されていれば、その希望にすがる。そして、生きることがもう無理かもしれないと思ったときに、『生きていたことを忘れないでほしい』という〝最後のお願い〞につながるのだろうか」

死後は誰もわからない未知の世界です。それでも、自分はこの世から消えてしまわなければなりません。不安だからこそ、この世とのつながり、たしかなつながりを持っていたいのではないでしょうか。

自分が納得できた絵、魂が入った絵。それがVさんの身代わりとなって病棟に置いてもらえるようになりました。

そのことで、Vさんの一つの安心になったように思いました。

第5章

死の恐怖を乗り越える術

34 「自分が人生に」何も期待できないなら、「人生が自分に」何を期待しているのかを問う

「人生にもう何も期待できないから」

もし死に直面し奈落に落とされ、患者さんがそう思ったとき、どうすれば生きる気力がわいてくるのか？　どうしたら這い上がれるのか？

私はどうしても知りたい、それを患者さんに伝えたいと思いました。

「はじめに」でもふれましたが、日本において、20年ほど前までは「短い命」を伝えるような医療は行われてはきませんでした。死を隠す医療をしてきたのです。

ところが、患者の知る権利や自己決定権が叫ばれるようになった2000年以後は、「あと3か月の命と思ってください」などといとも簡単に告げられ、死の恐怖にさいなまれる患者さんが多く見られるようになりました。

平均寿命が延び、100歳を超える方も珍しくない時代になりましたが、がんを患い、途中で人生をあきらめなければならない厳しさはいまも変わりません。

かつて淀川キリスト教病院のチャプレンも務めた宗教学者で牧師の窪寺俊之さんは、2004年の日本緩和医療学会の特別講演で、「たった数十年、仮のこの世に現れただけで、魂は宇宙の彼方に戻るのです。死は怖くありません」と話されました。

また、前述のエリザベス・キューブラー＝ロスは、「人間は蛹《さなぎ》から蝶になるように、肉体を脱ぎ捨てて魂となって別の次元に入っていく。だから死を恐れることはない」と患者さんに言って回ったそうです。

窪寺さんもキューブラー＝ロスも宗教が背景にあります。

こうした先哲の助言はたくさんありますが、その多くは自分自身が〝命の安全地帯〟にいるうえでの言葉であり、宗教なしに死の恐怖を乗り越える術になるかどうかは疑問なのです。

フランクルの「コペルニクス的転回」

ナチスドイツの強制収容所で九死に一生を得た精神科医ヴィクトール・E・フランクルは、著書『それでも人生にイエスと言う』の中で《どんなことがまだ自分を待ち受けているかは、だれにもわからないのです。》と述べています。

そして生きることに疲れ、「自分の人生には意味がない、人生にもう何も期待できないから」と言う男女2人のエピソードから、「人生の問いのコペルニクス的転回」を勧めています。

《ものごとの考えかたを一八〇度転回することです。その転回を遂行してからはもう、「私は人生にまだなにを期待できるか」と問うことはありません。いまではもう、「人生は私になにを期待しているか」と問うだけです。人生のどのような仕事が私を待っているかと問うだけなのです。》

このように考え生きることができたら、私たちから少なからず恐怖や絶望を取り除いてくれるのではないでしょうか。

しかし、何がきっかけで考え方が１８０度転回できるのか、私はそれが知りたいのです。

倫理学者であり、専修大学教授でもあった大庭健さんは、著書『いのちの倫理』の中で、このフランクルの言葉を次のように解説しています。

《「私は、いのちに何を期待できるか」と問うのではなく、「いのちは、私に何を期待しているか」と問い改めることであった。問いをそう向け変えるということは、これまでの考察から言えば、私からいのちを見るのではなく、むしろ私を可能にしている膨大ないのちの連鎖のほうから、私を考える、ということである。協力・反目、援助・加害などなど、多種多様な関係での無数の行為に発して、このいのちに到る見渡しえないつながりに思いを馳せてみるならば、このいのちが、いかに多くのいのちの「おかげ」をこうむっているか、ということに気づくはずである。》

本当にこのフランクルの「コペルニクス的転回」で、人生最大の奈落から這い上がれるのでしょうか？

ここでまずは３人の患者さんのエピソードを紹介したいと思います。

35 人生、何の意味もなかった？　いや、コスモスが待っている

都心から1時間半ほどの郊外に一人で住んでいたZさん（63歳・女性）は、大腸がんが見つかって都内の病院で手術をしましたが、肝転移があって、同じ病院にかかっています。治療のため入退院を繰り返して、今回はこれで5回目の入院治療です。抗がん剤の副作用で白血球の数が減り、発熱と下痢があって、入院が長くなりましたが、幸い1か月経って、白血球の数は回復しました。

担当医がワゴン車に電子カルテを載せて来て、退院前のCT検査の結果を病室で説明してくれました。しかし、その結果は予想外のものでした。肝臓に転移したがんと思われる影は、素人目にも大きな塊となって、たくさんあるのがわかりました。

これまで肝臓の小さい転移は、針を刺してラジオ波で焼いてきました。CT検査ではがんが大きくなっていて、化学療法の効果はなく、担当医から「もうラジオ波でも焼き殺せ

ない」という説明を受けました。

抗がん剤は数種類行ったし、今回の入院では強力な化学療法だったのですが、Ｚさんはその副作用で熱を出し、何日もつらい思いをしました。そのうえでの結果がこれだったのです。

担当医は「内服の治療だけど以前は効いた人がいたので、これからは外来でその薬でやってみましょうか」と言ってくれました。

Ｚさんは、「今度は飲み薬で、そんなに期待できないかもしれない」と気持ちが落ち込みました。期待しても副作用だけで、結局がっかりするだけのような気がしたからです。

その夜はがっくりして、病院の夕食をほとんど残しました。Ｚさんは考えました。

「子どもを育て生活するために、それなりにがんばって生きてきたけど、大して世の中に役立つこともなかった。そして、これからももう役立つこともない……私の人生は何の意味もなかったのではないか。私はがんの末期で、もう人生に何も期待できないし、希望もなくなった。家に帰ったって誰かが待っているわけでもないし、このままいいこともなく、死んでいくのだろうか？」

カラスも待っていた

翌日、都心のマンションに暮らす息子が見舞いに来てくれました。

息子「実家に行ってみたけど変わらなかったよ。この間の台風でも大丈夫だったみたい。1時間くらい窓を開けて空気を入れ替えてきたよ」

Zさん「実は昨日、CT検査の結果で、今回の抗がん剤が効いていないって先生から説明されたの。肝転移が大きくて、もうラジオ波もできないって」

息子「うん、そうか。母さん元気ないと思った……。母さん、庭のコスモスがたくさん咲いて、母さんを待っているよ」

息子が帰った後、Zさんは窓の外を眺めながら思いました。

「コスモスが待っている？　そんな気休めを言ったって……。コスモスは植物よ。待つわけがないじゃない。馬鹿だね」

2日後、Zさんは次回の外来から内服の抗がん剤を処方してもらうことにして退院しました。息子は仕事が忙しいらしく、一人で退院しました。

Ｚさんは久しぶりに家に帰って庭を見ました。狭い庭ですが一面にコスモスが咲いています。

庭に降りて、咲き誇るコスモスの中に入ってみました。可憐なコスモス、いやいや、中には茎の太い、去年はなかったたくましい、Ｚさんの身長よりももっと高いコスモスがたくさん咲いていました。

「ほんとだ！　コスモスが私を待っていてくれたのだ。コスモスが、私に見てほしいと、見てもらうのを期待していたのだ」

庭の端の桜の木の、いつもの枝に、カラスが２羽飛んできました。入院前と同じ、いつものカラスに間違いないと思いました。

「カラスも待っていたのだ。人生はまだ、私を見捨てていないのかもしれない」

Ｚさんは声を出して、「仕方がないけど、内服の抗がん剤が効くかどうかわからないけど、飲んでみるか！」とひとり言を言いました。すると隣の奥さんが気づいて、「帰ったのね！」と声をかけてくれました。

36 入院中、たしかに聞こえた「もいでくれ、むいてくれ」という柿の声

かつて同僚だった内科医、J医師（62歳・男性）と奥さんのお話です。

病院勤務を辞め、田舎の診療所を見つけて、J医師がそこを継いだのが10年前でした。

子どもたちは大学に進んで親の手を離れていました。交通が不便ではあるものの、診療所の前の道路から坂を降りると清流があって、その水音がいつも聞こえていました。

J医師はこの水音で、「ここ！」と決めたそうです。好きな釣りができるのも大きな楽しみでした。

奥さんとご近所の方が受付、事務をしてくれて、3人で外来診療と往診を続けてきました。いつの間にか過疎が進み、小学校の分校も廃校になり、ほとんど老人ばかりの小さな集落となりました。

診療所の庭の端で、清流に降りていく坂に一本の大きな柿の木があります。昨年、近所

の農家の旦那さんが、高い枝を伐採して背を低くしてくれました。今年は下の枝にたくさんの柿の実が成りました。

奥さんは先日、町の病院で胃がんの手術を受け、無事退院できましたが、抗がん剤の内服が始まってから、食事が十分に摂れず、本調子ではありませんでした。

入院中から夫のＪ医師に「柿が『もいでくれ、早くもいでくれ』と言っている。しぶ柿でも、熟してしまうと鳥に食べられちゃう」と訴えていました。

その日は昼頃から、奥さんとご近所の方２人の３人で、脚立を使って、柿もぎが始まりました。

１時間ほどで、山と積まれた柿はざっと見ても５００個以上になりました。午後の陽に当たって、一つひとつ、立派に赤く膨れ上がって光っていました。もがれた柿は、一つひとつの枝をＴ字型に残して切ってあり、縄に挟み込んで吊るせるように揃えてあります。

奥さんは、今度は「柿が『むいてくれ、早くむいてくれ』って言っている。いますぐむいてくれって言っている」

「人間でもあるまいし、柿が『むいてくれ』って言うわけがないよ。明日にしようよ」

そんなJ医師の声は、奥さんには聞こえない感じでした。

「この実も立派に大きくなって……ほら、『むいてくれ』って」

奥さんはご近所の方と柿をむき始め、順次、柄を縄に挟み込み、軒下の竿に吊るしていきました。

3人は手慣れたもので、2時間もかからないで、すべて皮はむかれ、軒先には見事に柿のカーテンができました。入院していたときから比べて、奥さんはどこにその体力があったのかと思うほどで、別人のような笑顔になっていました。

ご近所の方が「昨年の干し柿もおいしかった。店で売っている干し柿よりも、ここの柿のほうがずっとおいしい。陽当たりと風通しがいいからかね？」と言うと、奥さんは「いえ、うちの柿がいいのよ。うちの柿は天下一品なのよ」と誇らしげでした。

柿は「もいで」と言い、「むいて」と言い、そしてカーテンとなって、黙って並んでいます。

朝日に光る、吊るし柿のカーテン

夜になって、奥さんはＪ医師に「疲れた。でも、私の人生が戻ったみたい。病院はみんな親切だったけど、怖いことがいっぱいあったの。でも、柿の呼ぶ声が聞こえたのよ。『もいでって、あなたを待っている』って」と話しました。

Ｊ医師は「無理するなよ、はりきりすぎだよ」と諭しました。

翌朝、南アルプスの山々の頂上はうっすらと冠雪していました。診療所の縁側に座った夫婦は、朝日に光る吊るし柿のカーテンを眺めていました。奥さんはすっきりとした表情で、「柿があなたを待っているって言ったのよ。本当なのよ」と言いました。

Ｊ医師は、今度は黙ってうなずきました。手術でがんはすべて取り切れたとはいえ、リンパ節に転移があったことを奥さんには知らせていません。Ｊ医師は「絶対に再発はしないのだ！」と心の中で言いました。

柿の木にはまだたくさんの実が残っています。そばを一羽の真っ白な鷺が、ゆっくりと飛んでいくのが見えました。

37

手術後、久しぶりの里帰りで、ご先祖様から「見守っている」と言われた気がした

会社員のSさん（43歳・女性）は、地方の女子校、首都圏にある短大の英語を学べる学科を卒業し、都内の商社に勤めました。それから数年でリストラに遭って辞め、新薬などの調査・統計を行っている小さな会社に再就職しました。

知人から紹介されて交際した男性はいましたがひかれることもなく、独身で過ごしています。親しくしている友人もおらず、映画が好きで、週末にはよく映画館へ一人で出かけるなど、とくに不自由を感じることもなく暮らしてきました。

農業を営んでいた両親は、60代で脳出血、心筋梗塞で亡くなりました。弟が家を継ぎ、結婚もして、田畑を見てくれています。

ある日、乳がんの検診で腫瘤を指摘され、病院受診を勧められました。すぐに、ある病

院の乳腺外科で検査を受けたところ、腋窩《えきか》リンパ節転移が疑われました。

結局、右乳腺と腋窩リンパ節郭清の手術を受け、「大きさ3センチの乳がん、リンパ節転移があり、ステージⅡB」という診断でした。

手術後、傷痕を毎日シャワーで洗い流しました。鏡に映る自分の姿を見ていると、なんだか情けなくなって涙が出てきました。

退院後、Sさんはホルモン療法と抗がん剤治療を受けることになりました。

抗がん剤は、3週間に1回、計4回行いました。「頭髪が抜ける」と言われたので、前もって短く切り揃えてウイッグを用意したのですが、さすがにバッサリ抜けてきたことには驚き、とても憂鬱になりました。しかも、ホルモン剤はこの先10年間も飲むのだそうです。

「いままで、人生で良かったことなんて何もなかった。勉強はクラスで中の上くらい。運動会ではいつもビリだったし、合唱コンクールは予選落ち……。結婚することもなく、子どももない。そして乳がん。私の人生って何なのでしょう？　生まれてきたって仕方がない、意味のない人生なのかしら……」

会社からは抗がん剤治療が終わるまで4か月間の休みをもらいました。

風穴からの風に吹かれて

最後の抗がん剤治療が終わると、Sさんは弟に連絡して久しぶりに田舎に帰ってみました。

お花を持って、弟が先祖代々のお墓に車で連れて行ってくれました。お墓のそばにある桜はすでに咲き始めています。「いますぐ死ぬことはない。大丈夫」と思いながらも、手を合わせて心の中で父母にこう話しかけました。

「今度は私がそちらにお世話になりますので、よろしくお願いします」

弟は、「久しぶりに〝ジャガラモガラ〟に行ってみるか？」と誘ってくれました。ジャガラモガラは山中にある風穴で、中学生のときに遠足で訪れて以来です。

山のほうへ向かって約30分、途中、ユキヤナギの白い花が山道を飾っていました。

車を降りてしばらく歩くと、一面、緑の大きなくぼ地があります。座って穴に顔を近づけると、風が吹いてくるのがわかりました。

Sさんは手術した右側の手をかざして祈りました。

「この腕と胸を清めてください！」

近くの山寺から町一面を見渡した後、山を下って帰りました。

古い家に戻って仏間でひと息つくと、欄間に掲げてある祖父母、両親の大きな写真が目に入ります。

おじいさんは川で泳ぎを教えてくれた。おばあさんはままごとで遊んでくれた。お父さんは私がいつも徒競走でビリになっても、親が参加する競技に出て1等になって私に賞品をくれた。お母さんはいつもお弁当をつくってくれた……。

「そうか、ご先祖様がいて、そして私がいるのだ。みんながいてくれたから私がいて、そしてこれからの私もあるんだ」

そう思っていたら、写真のみんなが「あなたを見守っていますよ」と言ってくれているような気がしました。

4歳になる甥が、「おばちゃーん、ゴハンですよー」と大きな声で叫ぶのが聞こえました。

「はーい」と答えながら、Sさんは急に会社の仕事が気になりだして、明日の朝一番の新幹線で東京に戻ることにしました。

38 「頭で考える」のではなく「体に聞く」、人生を再体験してみる

前項までのZさん、J医師の奥さん、Sさんの3人のエピソードは、私が知りたかったフランクルの「コペルニクス的転回」なのではないかと思うのです。

大庭さんが指摘する「『私は、いのちに何を期待できるか』と問うのではなく、『いのちは、私に何を期待しているか』と問い改めること」であり、「私からいのちを見るのではなく、むしろ私を可能にしている膨大ないのちの連鎖のほうから、私を考える」ということを思い起こさせてくれるのではないでしょうか。

さて、私は拙著『がんを生きる』の中で、「死の恐怖を乗り越える術を探している」と書きました。すると、読者の籏谷一紀さんから「私は先生が探しておられる〝死の恐怖を乗り越える術〟の条件に合うような体験をしたように思います」という手紙と一緒に本が

届きました。その本は簱谷さん自身の闘病記で、悪性リンパ腫が再発し、死を考える日々を経て骨髄移植を受けるに至ったことが書かれていました。

簱谷さんの著書『体に聞く骨髄移植』より、やや長くなりますが引用します。

《死の問題を考え続けても何一つ手ごたえがないので、…それでも考え続けていると、一つだけ分かったことがありました。それは死の問題は頭で考えても決着がつかないということです。…しかし、答えが出るかどうかに僕の命がかかっていましたので、とにかく考えることだけはやめないでいると、いつの間にか、「考える型」のようなものが自然に身についていました。それは「体に聞く」という方法です。「体に聞く」というのは、具体的に動くという意味で、…僕の人生を振り返るようにして過ごした場所を順々に巡って人生を再体験することを思いつきました。》

《(転勤で住んでいた東京の)マンション近くの小川まで来ると、…秋は深まって、川沿いの木は風にゆれて葉を落としていました。足もとの落ち葉をひろって指でもてあそびながら、川を眺め続けました。川の水はところどころで渦《うず》を巻きながら流れていきました。

水は渦の所で巻き込まれながらも、先へ先へと流れていきます。…どれくらいそこで過ごしていたのか分かりませんが、気づくと足もとに枯葉がたくさん落ちていました。大量の落ち葉を見て、ふっとこう思いました。「死は特別なことではなく自然なことだ。そして僕も自然の一部である。だから僕が死ぬのは自然なことだ」》

《自宅に戻って数日が経つと、…もう少しで解決できる所まで問題を追い詰めたと思っていたのに、死を考えることが僕の中ではすでに必要のないことになった感じがして、考えようとしませんでした。》

人生の可能性とは子どものことだった

《それから数日が経って、駅前の商店街に買い物にでかけました。横断歩道で信号待ちをしていると、視野の左上から光が射しました。太陽だったと思うのですが、見上げて光が目に入った瞬間に、「子どもだ、人生の可能性とは子どものことだったんだ」と気づきました。僕の命から次の命に流れていく強いつながりを感じました。そこにはとても深い感動がありました。そして僕の魂が震えた時、初めて「生きたい」と思いました。そしてこれも脳内現象だと思うのですが、ずっともやもやしていた視界がすっと晴れて、遠い先にまで続く一本の道が見えました。そこには人も動物も何もありませんでした。ごつごつとした岩から切りだしたような道は大きくうねって続いていました。それを見た瞬間、解放感につつまれました。「そうか、この道を進めばいいのか」と一歩踏みだした時、「これで移植が受けられる」と安心しました。八か月以上悩んでようやく心が決まりました。》

《病気になって死が身近に感じたことは、理屈抜きで「死にたくない」ということと、自分の死はニュースで伝えられる多くの死より特別なものだということです。》

簾谷さんの体験から、死の問題を「頭で考える」のではなく「体に聞く」ということ、人生を再体験してみることは、死の恐怖を乗り越える一つの方法であると理解できました。そして、どのような条件が揃えば、彼が信号待ちをしていたときのような場面に出合えるのか、それがわかれば奈落から這い上がれるのではないかと思いました。

しかし残念ながら、まだはっきりと答えが見つかっていません。

39
「DNAがつながる」ことは死の恐怖を乗り越える術になり得る

前項において、悪性リンパ種と闘った簸谷一紀さんのエピソードを紹介しました。

あれから約10年、「簸谷さんはどうしているのか？」と案じていたところ、２０１８年12月に簸谷さん本人からこんなうれしい手紙が届きました。

「私はお蔭さまで元気にしており、病気の再発もございません。そして2年前に結婚して、来月子どもが生まれる予定です！　生きさせてもらえて本当によかったと心から思える毎日を過ごしております」

死の彷徨《ほうこう》をし、強い抗がん剤、放射線治療を受けたことから、子どもを持つことはあきらめていたかもしれないのに、この朗報でした。

そして翌年、２０１９年1月にかわいい女の子が生まれ、赤ちゃんの写真を送ってくれました。

生きるとはなんと素晴らしいことなのでしょうか。

10回も入退院を繰り返し、悩み、深く死を考えた彼の10年後に、このような運命が待っていたとは誰が想像できたでしょう。

最近は、精子や卵子、あるいは受精卵を凍結しておいてから、抗がん剤治療を受ける方がいます。これは、治癒してからの大きな希望だと思うのです。

古い話で恐縮ですが、私たちが緩和ケア病棟を始めた20年前のことです。

大腸がんが肝臓、肺、骨に転移していたNさん（当時58歳・女性）は、手術を受けた外科病棟に数回入院された後、病状が悪化して治療法がなくなり、緩和ケア病棟に入られました。

その頃は、Nさんの初孫の誕生が近づいていた時期でした。

ある日、看護師が「Nさん、お孫さんがもう生まれそうと聞きましたよ。お会いしたいですよね」と言葉をかけたところ、Nさんは「DNAがつながっただけよ」と言われたそうです。

Nさんは孫の誕生どころではなかったのでしょう。

それを伝え聞いた当時の私は、「DNAがつながる……そのような感じなのか」と、さほど深くは考えませんでした。それでもその言葉が妙に忘れられませんでした。そしてそれが、私たちスタッフが聞いたNさんの最後の言葉となりました。Nさんは残念ながら、お孫さんには会えずに亡くなりました。

生命は受け継がれていくことに救いがある

ちょうどその頃、宗教学に造詣の深い哲学者の梅原猛さんは、日本緩和医療学会特別講演で次のような話をされました。

「私たちの生命の中には、永遠の生命が宿り、それが子孫に蘇っていく。自分は死んでも、遺伝子は生きていると考えれば、生命は連続的なものと科学的に考えることができる。この考えに立つと、がんの末期の人、死にゆく人々に対峙《たいじ》するとき、なぐさめの心を持って対話ができるのではないか。この世の生命は受け継がれていくことに救いがある。生命は連続したものだという立場から、自然な対話ができる」

私事ですが２０１９年末、息子夫婦に男の子が誕生しました。結婚して7年、子どもはいないものとあきらめていたのですが、私にとっては初孫が生まれたのです。

私は毎日、孫の写真や動画を見ながら暮らしています。理由などない、理屈なしのうれしさ、かわいさです。

あのとき、Ｎさんがもしがんで苦しい状態でなかったら、初孫に会えたら、どんなに喜んだことだろうと思うのです。

Ｎさんのお孫さんはもう20歳になっているでしょうか。

Ｎさんの「ＤＮＡがつながる」、そして梅原さんの「この世の生命は受け継がれていくことに救いがある」という言葉は、いまになって身にしみてわかるようになりました。

私は最近になってようやく、「ＤＮＡがつながることは、死の恐怖を乗り越える術になり得る」と思えるようになったのです。

40 奈落を排除するのではなく、あるがまま、奈落に日常を持ち込む

「短い命」を告げられた患者さんが宗教なしで、どうやって奈落から這い上がるのか？その一つの術として、作家のKさん（73歳・女性＝肺がん手術後再発、ゲフィチニブ内服中）からいただいた手紙を紹介します。

＊

私自身、深刻な病気を持ちながら死ぬまで生きる杖が欲しくて、すでにやめてしまった「書くこと」を再開したものですから、よくわかります。

死が差し迫った現実になった人にとって、何のために生きるのか、の「何」は、哲学的な命題ではなく、具体的な日常的な目標なのだと思います。

つまり、細々としたやらねばならないことに囲まれた日常を維持することで、死という非日常を乗り越える。あるいはやり過ごす。奈落に日常を持ち込むことで、生と死を一続

きの人間の営みととらえ、孤立し切断される死ではない、人の生活の中にある自然な死を実感して気持ちを立て直す。這い上がる。

よく山で死ねば本望、舞台で死ねば本望などの謂《い》いがありますが、それもそういうことだと思います。明日はこれをしよう、ここまで行こうなどと希望しながら死んでいくのが一番自然な死だと私は思います。

…要は、その力を引き出してやることだと思います。そして、その力はその人が生きてきた日常の中にこそあるのだと思うのです。

私は、先生の著書（『がんを生きる』）で、奈落に落ち込んだ主婦が、自分の死後ひとり残される夫が困らないようにアレコレ教えてやらなければと考えて、こうしてはいられないとばかり元気を取り戻すというお話がとても好きです。いい例だと思うのです。

私も深刻な病気を得た当初、いままで悩み相談をしたりされたりしていた人たちが「いまのあなたはそれどころではないでしょうから」と、急に口をつぐんでしまったりするのに寂しい思いをしたことがあります。一生懸命人の悩み相談に応じているほうが、自分なりにできることをしている日常を実感できて、むしろ救われるのです。

アタマでなく常にそう念じて五感をとぎ澄ます

……一般的にアタマで考えることに慣れた人は、考える力に比べて感ずる力や信ずる力が弱いでしょうから、直感的に何かを悟ることはできにくいと思います。攻撃は最大の防御なり、といいますから、死から目を背けるよりも正面から死を考えるのもいいのかもしれません。

でも、死に逝く人が奈落の底でひとり死を考え詰めるというのはどうでしょうか。私は先生のご自慢の緩和ケアチームに守られて、看護師さんの恋愛相談や子育ての悩みの相談に口を挟んだり、私の話を聞いてもらったりしながら過ごすのが理想なのですが……。

いまの私の考えていることと、余命が迫って何をしても間に合わない、取り返しがつかないという時が来たときの私の気持ちはまったく別だと思いますし、そのときどんな混乱に身を置くことになるかは見当もつきません。

そのときのために、宗教とは関係なく、「神は自分の中に在る。その内なる神をみつけ、つながることで救われる」という言葉を頼りにしているのですが、その方法は見つかっていません。先生と同じです。アタマでなく常にそう念じて五感をとぎ澄ますことが肝要なのでしょう。

＊

私はＫさんの手紙を読んで、精神科医の岩井寛さんのことを思い出しました。

岩井さんはがんが進行し、下半身麻痺となり、耳が聞こえなくなり、目が見えなくなりましたが、このような状態でも著書『森田療法』の口述筆記を行っていたのです。

《自分の死後、おれはこんな仕事をしたという確証を残したいから本を書いているのでもない。…それは〝最後まで人間として意味を求めながら生きたい〟からである。》

もしかすると岩井さんも、奈落を排除するのではなく、あるがまま、奈落に日常を持ち込んでおられたのかもしれません。

また一歩、死の恐怖を乗り越える術に近づいた気がしました。

41

古い友人に会う夢を見て、思い出すことで生きる確信を得られる

国文学者の川平ひとしさん（当時57歳）は、ある病院で消化管がんの手術を受け、肝転移で再発して「もう治療法はない」と宣告されました。

それから私たちの病院に転院され、死の恐怖を乗り越える術をこう話してくださいました。

「つらいベッドの中で、ふと、幼少時に親しかった友人を思い出した。単に思い出すのではなく、あのとき、過ごしたことが、濃縮したプロセスが頭の中を通ったとき、生きる確信を得たのだ」

そして、「ずっと前に亡くなったこの友人は過去の特別な友人ではなく、今回病気をしなければ、死に直面しなければ思い出すこともなかったかもしれない人だ」と言うのです。

「予想もつかない何かのきっかけで安寧になれる」

「人は誰でも、心の奥には安心できる心を持っている」

「夢で古い友人と会ったことで生きる確信を得た」

私はもっと詳しく聞きたいと思いましたが、そのときは「佐々木先生に負担をかけるから」と言って、これ以上は話されませんでした。

川平さんが亡くなってから、私が知りたかった内容について、奥さまからお手紙をいただきました。以下がその抜粋です。

＊

夢に入るや否や、それは普段見るものとは全く異なった世界のものであることが感じられた。尋常でない強い緊張感と圧迫感があり、どこか聖性を帯びた秘儀的な恐ろしさが充満し、戦慄を覚えたが激しく魂は揺さぶられ、魅了された。

夜、南島の夜だった。珊瑚礁の上を波が静かに寄せ、月が皎皎《こうこう》と恐ろしいばかりに美しく波打ちぎわを照らしていた。

ザクザクと波打ちぎわを歩く足音とともに一人の黒い人影があった。誰か、すぐにわかった。幼少年期をともに島で過ごした、そして既に海難事故で死んでしまったはずの古い友人だった。生きていたのか。

彼は全くふり向かず岬の方向に向かって確信に充ちた早足で歩いていった。私はなつかしさのあまり後を追った。彼方には濃い影にいろどられた黒々とした岬が見え岬の先端には教会が建っていた。彼はなれた足つきでそこを目指していった。

私は彼を見失うまいと後姿を追っているうち、突然教会の前に立っていた。彼の姿は既に見えなくなっていた。

一転、真昼だった。私は何もない岬の先端に唯一人、立ち尽くしていた。眼前にはひたすら青くまばゆい海が渺茫《びょうぼう》とひらけていた。海はたゆみなく運動しつつも漲《みなぎ》り又静止していた。

遥か、遥か彼方……。そして太陽はまたかがやきつつ私の真上にあった。

絶望するな、ピレネーを越えよ

この夢は深い印象を与えました。夢を「見た」のではなく「体験した」という以外に表現できないようなことだったのです。秘儀的な驚きと恐ろしさに魂が揺さぶられるような体験を、夢を媒介になぜしたのか。また、なぜ既にこの世の人でない昔の友が夢で道案内をしてくれたのか。川平は、朝目覚めてすぐにこれらの解明に取り組むことを激しく強いられました。そのまま放置できないほどの強い力をこの夢は持っており、そうしないではいられなかったのです。

「背を見せているだけで友人は何も言わなかった。でも言いたげであった。だから自分で解かなければならない」

夢に強いられ、現実での作業が始まりました。

友人は画家でした。友人が伝えたかったことは何か。手がかりを求めて、作品の写真を集めました。一作だけ、真作が身近にありました。その画からはメッセージを発見できませんでした。しかしその画の下に、全く異なる絵が見つかりました。真作の下に潜んでいた描きさしは、「ピレネー山」の画でした。

「ピレネー」と言えば、川平は個人的に一つの強いイメージを抱いていました。青年期の愛読書の一つに、ヴァルター・ベンヤミンの著作がありました。ユダヤ人ベンヤミンはナチスに追われ、仲間とともにピレネー越えを敢行しますが、途中で追いつかれたと思いすごし、絶望のあまり生還の可能性を自ら捨て、自分から命を絶ってしまいます。しかし、希望を捨てなかった仲間はピレネー越えを成功させました。

「絶望するな、ピレネーを越えよ」

これが友のメッセージであると解けました。川平は夢から生きる確信を得たのでした。

*

私はこの手紙を読んで、川平さんの「予想もつかない何かのきっかけで安寧になれる」という経験は、友人の夢だったのだと理解しました。

川平さんにとって、死の恐怖を乗り越える術となったのは、死に直面しなかったら思い出さなかったかもしれない、川平さんの心の中にいた友人からのメッセージだったのです。

そして、「人は誰でも、心の奥に安心できる心を持っている」と言われたことも、きっとそうなのだろうと思いました。

川平さんが亡くなった後にまとめられた『疾中逍遙　川平ひとし歌集』には、この友人の夢のことを歌った短歌が掲載されています。

海中に没せし友は底の陰にまばゆき群青の眼《まなこ》を視しや

喪の仕事しあへぬままに過ぎ来しが友との対話今に始まる

さらに「あとがきにかえて」で、奥さんが次のように書いています。

《…喪の作業《モーニングワーク》による彼岸の友との出会いを通して、死そのものとも出会っていったようであった。しかしこころが死に侵蝕されてしまうことはなかった。逆に、死を心的に体験したことは、生きることへの意欲につながっていった。…八月には古今集成立一一〇〇年記念シンポジウム「古今集――注釈から伝授へ――」が郡上市大和町で開催されることになっていた。…病院から福祉ハイヤーで、簡易ベッドに横たわったまま出発した。この時の研究発表が、現し世での最後のものとなった。》

42 死への恐怖を感じているとき、それは死ぬときではない

中学高校の国語科教師だった播磨澪さんは、事故、窒息、病気など、4度も〝死の間際〟をさまよったという方です。

著書『一人称の死　自分が死ぬ、その瞬間』にはその貴重な体験がつづられています。この本を出版された後、さらに『末期がんのあなたへ「死について」あなたにお伝えしたいこと』という冊子を、死の恐怖を乗り越える術を模索している私に送ってくださいました。

以下はその冊子からの引用です。

《「死への恐怖」を感じているときは、まだまだあなたの身体に生きる力が残っているときで、死ぬときではありません。「死」が本当に体に迫った状態になると恐怖を感じる余

裕などありません。脳も身体も生命維持に全エネルギーを使うので、「怖い」などと意識する余力がないのです。》

《死に怯えているとき、死が突然襲って来るような感覚があると思います。…でも「死が襲って来る」と言うことはありません。…自分の身体が生命維持できなくなったときにその命は閉じます。それを人間が「死」と名づけただけで、肉体に「死」が迫って来るのではないのです。私たちの身体はどんなに病魔に襲われていたとしても最後まで生きようと稼働し続けます。たとえ意識が無くても身体は最後まで生きようと稼働します。》

《「死」を知っている意識脳は「死を考えられる」……けれど、無意識の脳は「生きることを諦めない」あなたの脳は今この状態だと思うのです。…私たちは「無意識脳」と「意識脳」を持って生まれてきます。「無意識脳」は生命を司る機能で、「生きるというプログラミング」がされています。…健康なとき、思考のすべては「意識脳」が行っていると私たちは錯覚しています。…生物は「生きるために」反応するように出来ていますから、「命を脅かすことに対して」は本能として恐怖し防御するようにプログラムされているのだと

思うのです。…「死への恐怖」を感じていたら、それは死ぬときではありません、安心なさってください。》

脳は最後の一瞬まで「明日が来る」と思っている

《「脳」は最後の一瞬まで「明日が来る」と思っています。…それは、長い歴史の中で人類に語り継がれている天国（極楽浄土）を思わせてくれるプログラムかもしれません。あるいは亡くなった懐かしい人に会えると言うプログラムなのかもしれません。とても幸福を味わえるプログラムかもしれません。残念ですが、私はそこまでを経験していませんのでわかりません。…でも、『明日が来る』と思える幸せは、命が閉じるそのときまで続きます」とお伝えすることはできます。…「明日が来る」と思える幸せを抱いて、どうぞ、どうぞ、最後の一息まで、あなたとして息をしてください……。あなたに、明日は来ます。》

播磨さんのこの考え方は宗教ではなく、奈落に落とされた患者さんにとって説得力のあるものではないでしょうか。

私が治療に関わった患者さんで「死ぬのが怖い」と言って亡くなったあの方が、もしこの考え方を知っていたら、どうだっただろう？　勇気づけられて元気が出ただろうか？　いまとなってはわかりませんが、「あの方はどうだっただろう？」と思い起こしてしまう考え方なのはたしかです。

43 人間も自然もこの世を形成している分子の一つである

宗教を信じない人が多い日本において、死をどう考え、その恐怖をどう乗り越えるか？人間はいずれ死ぬことがわかっているはずなのに、がんを患わなくてもやがて体は衰えていくのに、それでも生きていたいのです。

カリフォルニア州立大学サンディエゴ校名誉教授のダン・マックラウド博士は、「死についての個人的な考察」として、こんなことを書いています（『健康と良い友だち』2020年3月号）。

《死に関する本はたくさん出ていますが、そのほとんどが宗教中心で、避けることのできない死滅に対するわれわれの恐怖を鎮めようというものです。…不死についてですが、無窮の宇宙は、われわれの体の細胞を作っているのと同じ物質（元素や分子など）でできています。生きるという素晴らしい経験をした後、われわれは無機的自然に帰するのですが、それは宇宙と同じ物質、つまり不死なのです。私にとって、これが死に対する大いに満足できる考え方です。》

これはあの宮沢賢治の考え方ととても似ています。

作家で東京工業大学名誉教授のロジャー・パルバースさんは、著書『NHK「100分de名著」ブックス　宮沢賢治　銀河鉄道の夜』の中で、宮沢賢治の『銀河鉄道の夜』をこう解説しています。

《賢治のように「人間も自然もこの世を形成している分子のひとつである」と考えれば、あなたの手は私であり、私の手はあなたである、さらには「私はあなたであり、あなたは私である」――という意識が生まれてくるはずです。…その意識を人間だけではなく、自然物すべてに拡大していけば、森の木も自分だし、石ころだって自分の一部ということになる。分子や原子というのは、互いに結びついて事物を形成しているわけですから、結局この世に存在するものは、すべてがつながっているということになるのです。》

死は単なる消滅ではない、命のつながり、永遠性を求める……人間はそういう生物であると考えていました。

宮沢賢治は、仏教（浄土真宗）の信仰に篤《あつ》い家で育ち、その後、仏教者（法華経信者）として活動しました。

死の問題を自分なりに納得する

ただ、人間も分子の一つとする考え方は科学的でもあります。そう考えて、人の死の悲しい気持ちを抑えていた（無理やりかもしれませんが）のかもしれません。

宗教に関係なく、人間と人間、そして自然とも結びついていると考え、死の恐怖を乗り越えようとしたのです（その後、本当に死の恐怖を乗り越えられたかどうかは、本人にしかわからないと思いますが……）。

死の問題を自分なりに納得することは、その恐怖を軽減する一つの方法であることはたしかです。

むろん、（妹の死があったとはいえ）宮沢賢治の言葉も、マックラウド博士の言葉も、自分が死に直面していてのものではありません。そうは言っても、両者の言葉の根底には「生きていたいという思い」があるように思います。

44 宗教を信じることで死の恐怖を軽減できるのか

放射線治療科のM先生は、田舎の高校も大学も私の先輩でした。勤務する科は違いましたが、同じ病院で40年以上、たくさんご指導いただき、言い尽くせないほどお世話になりました。

あるとき、私は仕事がうまくいかず病院を辞めたくなって、M先生の部屋を訪ねたことがありました。M先生は私が話を切り出す前に明るくこう話されました。

「CT画像と原体照射で、国際学会でゴールドメダルをいただくことになったよ」

「これからのがん治療で、いまはこんな夢を持っている」

先輩がこんなにがんばっているのに……。私は暗に励まされたように感じ、何も言い出せずにすごすごとM先生の部屋を後にしました。

そんなM先生は定年退職された後、肺がんを患われ、手術後にご自分の専門である放射線治療を受けられました。5年が経過し、肺がんは完治されたものの、それから3年ほどで亡くなられました。

M先生は生前、ある宗教団体の機関紙に次のような寄稿をされていました。

《一年に二回、ＣＴなどの画像診断と血液検査を受けた。検査の結果がはっきりするまで、心が揺れ動き、特に手術後一年目、二年目は不安で頭がいっぱいであった。…発病以来をふり返り、肺癌の告知と手術を冷静に受け止め、さらに手術後の膿胸《のうきょう》の苦しみに耐えられたのは真宗信心の支えがあったからである。癌の再発の不安と死の恐怖が去来するなか、「いつも如来さまと一緒」の思いで心が安らぐのである。真宗信者に届く心の響きである。…癌の治療法が進んでも、癌患者に特有の心の悩みと死の恐怖は簡単には救えないであろう。心の安らぎとその立脚地としての信心の大切さが求められる。》

M先生は亡くなる直前にこの機関紙を私に送ってくださり、そこでM先生が宗教を信仰されていることを初めて知ったのです。半世紀近くおつき合いさせていただいて、一度も宗教の話をしたことがありませんでした。

M先生が、がんの闘病体験から私に伝えたかったこととは？　少なくとも私に信仰を勧めているわけではないと思います。

「いつも如来さまと一緒」

苦しいときはそう思われていたのだろうか？

世界的な仏教哲学者、鈴木大拙の「妙好人《みょうこうにん》」（浄土教の篤信者、とくに浄土真宗の在俗の篤信者を指す）という講演が残っています。「昭和の妙好人」といわれた浅原才市のお話です。彼は船大工から下駄屋をしていました。下駄を削るのに自分が削っているのか、南無阿弥陀仏が削っているのかわからなくなって、真宗の根本、自分が南無阿弥陀仏そのものになっているのです。

M先生の「いつも如来さまと一緒」もそうで、本当の仏教の信仰とはそういうものなのだろうと思いました。

信じているから大丈夫？

話は変わりますが、以前一緒に働いていたI看護師に卵巣がんが見つかり、2年ほどの闘病の後、化学療法が効かなくなって緩和ケア病棟に入院し、私が見舞ったときのことです。

呼吸困難があり、酸素吸入をしている状況下で、Ｉ看護師は「私は信じている宗教がありますから大丈夫です」と私に話したのです。

宗教に関与しない病院で表立って宗教が話題に上ることはありませんでしたが、宗教を信じているらしい患者さんは数人いました。病室のベッドの脇に神仏を置いている方もいました。

ただ、Ｉ看護師のように厳しい状況になった患者さん本人から、「信じている宗教がありますから大丈夫です」と言われたことはありませんでした。

「頼るものがあるから大丈夫」、そうご自分に言い聞かせているのではないか。あるいは、私たちに心配をかけまいとして言われたのか。Ｉ看護師の真意はわかりません。

昨年、アルフォンス・デーケン先生が亡くなられました。「死生学」を教えていたデーケン先生が、エリザベス・キューブラー゠ロスの「死の受容・５段階」の後に「神のもとに行ける希望がある」と話していたのを思い出します。

宗教は何千年もの間、永遠の命を主張し、だから「死は怖くない」と言い続けてきました。この300年ほどで科学は発達し、宗教を信じていても、信じていなくとも、死についてのさまざまな考え方があると思います。

お寺、神社、仏像などは、たとえ宗教を信じていなくとも、一つの安らぎになっているのはたしかなようです。

しかし、死に直面したときに宗教は本当に恐怖を軽減しているのか？　残念ながらそれ以上のことについて、私にはわかりません。

日本人のアンケート調査で、多くの方が「仏教的無宗教」と回答しています。日本の文化として信仰の篤い方が少ない現状で、宗教なしで死の恐怖を乗り越える術をまた、私は考えるのです。

M先生が私に伝えたかったことは、ご自分のがん闘病の体験から「がん患者というのは、心も大変なんだ」ということだったと思います。

45 存在しない神にでも、〝祈る〟ことで救いになる？

私は死の恐怖を乗り越える術をずっと考えてきました。

どれだけよき人生を歩んできたとしても、がんが進行し、治療法がなくなり、短い命を告げられて、奈落に落とされることがあります。そして奈落に落ちたまま、恐怖におののきながら死んでいくなら、かつてのように余命など知らされず、死を自覚しないまま死んだほうがよかったのではないかと思うこともありました。

しかしもはや、短い命であることを知らないでいる時代に戻ることはできません。

21世紀、死の恐怖を癒やすのが大きな目的だった宗教を失った多くの現代人は、死に直面し、その恐怖を乗り越えられるのか？　宗教なくして、死の恐怖を乗り越える術はあるのか？　多くの日本人にとって、いまになって宗教を持つこと、心から信仰できるようになることは簡単ではないのです。

答えが出ずに悩んでいたとき、久しぶりに『三太郎の日記』を読み返す機会がありました。

この本は大正・昭和期の学生必読の書、青春のバイブルとして有名でした。著者は阿部次郎という哲学者で、私の高校の大先輩にあたり、憧れを持っていました。

本の中の「生と死と」において、阿部次郎は次のように書いています。

《死を恐怖せざるの論理は誤魔化《ごまか》しにすぎぬ。感覚鈍麻にすぎぬ。》

《余が急遽《きゆうきよ》に死の手に奪い去られたとする。余の死後にこの日記が残ったとする。この日記を読んで、余がただ死に対する不安恐怖の念にのみ満たされて、なんら安立の地を得なかったことを発見するとき、余を愛する者の悲哀は実に絶大にして、全く慰籍の途《みち》なきを覚えるであろう。しかし後人に残す悲哀がいかに絶大であってもこのことは事実である。余は死に対する不安と動乱とに満ちて死んだのである。死に対する諦めもなく、死後の生活に対する光明もなく、みじめに力なく死んだのである。――もし死の瞬間に奇蹟的の経

験が起こって余の精神を霊化するにあらざれば。》

《余を包囲する不思議なる力よ。余は汝を神と呼ぶべきか悪魔と呼ぶべきか、摂理と呼ぶべきか運命と呼ぶべきか、自然と呼ぶべきか歴史と呼ぶべきかを知らない。ただ余は汝が余のいっさいの生活――歓喜と悲哀と恋愛と罪悪と――を漂わしゆく絶大なる力なることを知る。やむをえずんば余は汝に対して弱小なる余をあわれめと言おう。しかし許さるべくば余はいっさいのセンチメンタルなる哀泣と嘆願とを避けて、ただ汝と一つにならんことを祈りたい。汝とともに働き、汝とともに戯れ、汝とともに残虐し、汝とともに慈愛する者とならんことを祈りたい。》

余を包囲する不思議なる力とは？

偉大な哲学者でも死の恐怖をこのように感じていたことに、私は「わが意を得たり」と思いました。

ただ感心しているばかりではいけません。「余を包囲する不思議なる力」とは何かを考えてみました。

そして、私はそれを「神」という宗教でもないが科学では語りえない究極の世界なのだと気づきました。

しかし、そうは言っても死に直面した患者さんがそれで安寧でいられるのか？　死の恐怖が癒やせるのか？


私と一緒に働いていた精神科医がこんなメールをくれたことを思い出しました。

「私は、（不遜にも）宗教でいう外に存在する〝神の存在〟は信じていません。でも、存在しない神にでも〝祈る〟ことの必要性（救いになる感覚）は重々感じており、私の祈りの対象となる〝神〟は、ヒトの内にこそ（その人の内面に）存在すると考えております」

すでにふれた作家のKさんも「神は自分の中に在る。その内なる神をみつけ、つながることで救われる」という言葉を頼りにしていました。

宗教を持たなくても、彼らのような考え方が、死の恐怖を乗り越える術になるのではないか、間違いなく、一つの方法であると思います。

おわりに　自然死でなくても、安寧な死はある

人間はいずれ死ぬ。それがすべての人の運命であることは、みんなわかっています。死の別れは、わかっているはずだと言われても悲しい、つらい、そして、怖いものです。人間は生きていたいのです。たとえあるときは「死にたい」と思ったとしても、本当は生きたいのだと思います。

それでも、人間は死ななければならない。「あきらめよ、もう治療法がない。死を受け入れよ」と言われても、いざそのときになれば、生きることをやめたくないのです。がんの終末期において、ギリギリの状態になったとき、死が近づいてどうにもならなくなっても、生きたい、そのことを患者本人は周りにわかってほしいし、理解してほしいのだと思うのです。

誰でも生きていたいから死は怖い。医師として終末期のがん患者の治療を行い、生と死

を間近で見てきて、それでも、小心者の私は怖いのです。

ですから、自分がまだ死が近づいている立場になくても、その恐怖を思い、奈落から這い上がるにはどうしたらいいのかを考えてきました。

私は長年がん患者の治療にあたってきましたが、2010年に心臓の手術をしたことをきっかけに、自宅近くの介護老人保健施設に一時勤務していたことがあります。

「天寿を全うされたと思われる方は、本当に死の恐怖がない、安寧な死を迎えられているのか？」

このことはずっと疑問でした。

この介護老人保健施設での私の責任は入所者の健康管理でしたが、ここでがんではない死、自然死と考えられる数人の方を看取る経験をしました。老衰で、そのまま看取りになる方がいたのです。

天寿を全うした場合は、自然死、恐怖のない安寧な死がたしかにありました。

しかし、がんの終末期においては人生の途中で命が絶たれるわけですから、多くの方が死の恐怖を覚え、悩まれています。

医学は進歩しています。とくにここ2、3年で、それまではがんに対してまったく歯が立たなかった免疫療法が大変な進歩を見せています。

私が専門としてきた抗がん剤治療がいらなくなる時代が見えてきた気がします。「あきらめよ、もう治療法がない。死を受け入れよ」と言われることではなく、がんでは死なない時代が近づいているのかもしれません。

しかし、もしがんで死ななくなっても、さまざまな病気があり、みんなが心安らかに、天寿を全うできるようになるとは限りません。

それはそうとして心、精神の問題はどうでしょうか？　孔子の『論語』から進歩したのでしょうか？

思想家の吉本隆明さんは著書『遺書』の中でこう書いています。

《僕は、文明というものは先へ進む一方で、後戻りさせるのは無理だと思っています。しかし、精神の課題は、繰り返し繰り返し後戻りできる。そして後戻りが徹底すればするほど深くなるのではないか、と思っています。》

心が深くなるのは、社会生活を営む人間にとって大切なことです。しかし、深くなるとは言っても、恐怖を乗り越えられるとは言っていないのです。

ここまで、死の恐怖を乗り越える術について私が考えてきたことを述べてきましたが、その術を私が得られているかというと、決してそうではありません。

なぜなら、私自身が〝命の安全地帯〟にいて、死が差し迫っている状態ではないからです。いざ本当に死が近づいたとき、奈落に落とされたときに自分が納得して、這い上がれるかどうかはわかりません。

それでも、本書で紹介した方々の死に対する考え方は、いまはどれも「たしかにそうだ」と納得できるように思うのです。

とくに、国文学者の川平ひとしさんが私に話された「予想もつかない何かのきっかけで安寧になれる」「人は誰でも、心の奥に安心できる心を持っている」ということは間違いないのではないかと思います。

人間、どんな状況でも「安寧になれる心」はあるのだと確信しています。

拙著『がんを生きる』から10年以上が経ち、「死の恐怖を乗り越える術はこれだけか？こんなものか？」とお叱りを受けるかもしれませんが、ここに書いたことがいまの私にお伝えできるすべてです。

「自己弁護」と言われそうですが、その術はいろいろあってもよいのではないかと思います。

本書で紹介した患者さんの例やさまざまな考え方で、どれが優れているとか、そのようなことはないといえます。

いざ死が近づき、恐怖を感じるようになったとき、どの考え方が心に浮かんでくるのか、それぞれ皆さんで違うのではないでしょうか。

一つでもあなたの心に響くことを願っています。死の恐怖をなくすことはできなくても、もしかしたら、少しでも軽くすることはできるかもしれません。

どうかこの本で、一人でも多くの方が奈落から這い上がり、安寧に過ごせるようになることを祈ります。

応援いたしております。必ず応援いたしております。

最後になりますが、本書の編集を担当してくださった河出書房新社の江川隆裕さんには大変お世話になりました。また、日刊ゲンダイの松本滋貴さん、日本対がん協会の中村智志さん（現・朝日新聞社パブリックエディター事務局）、がんサポートの松尾礼子さんにご協力いただき、本書を刊行することができました。深謝いたします。

そして、何においてもこの本は、私ががんの患者さんから教わったことがもとになっています。本当にありがとうございました。

2021年2月

佐々木　常雄

主な参考文献

佐々木常雄『がんを生きる』講談社現代新書、2009年
佐々木常雄『がんと向き合い生きていく』セブン&アイ出版、2019年
山口育子『賢い患者』岩波新書、2018年
良忠、大崎信久訳『看病用心鈔（平成版私訳）』お寺の出前の会、2001年
アーサー・クラインマン、江口重幸、五木田紳、上野豪志訳『病いの語り』誠信書房、1996年
日野原重明「死と、老いと、生と」、立松和平、山折哲雄、宮坂宥勝監修『日本の生死観大全書』四季社、2007年
水野弘元「仏教者は正しい生死観を」、大法輪編集部編『死の準備と死後の世界』大法輪閣、1993年
柏木哲夫『「死にざま」こそ人生』朝日新書、2011年
「難病患者　心の奥底に生への思い」、『朝日新聞』、2020年7月31日、朝刊
「生き方と心と　ALS知って」、『朝日新聞』、2020年8月1日、朝刊
E・キューブラー・ロス、川口正吉訳『死ぬ瞬間』読売新聞社、1971年
シェリー・ケーガン、柴田裕之訳『「死」とは何か［完全翻訳版］』文響社、2019年
関原健夫『がん六回　人生全快』朝日文庫、2003年
アルフォンス・デーケン『心を癒す言葉の花束』集英社新書、2012年

田口ランディ「エリザベス・キューブラー・ロス　その生と死が意味すること。」、島薗進、竹内整一編『死生学1』東京大学出版会、2008年
V・E・フランクル、山田邦男、松田美佳訳『それでも人生にイエスと言う』春秋社、1993年
大庭健『いのちの倫理』ナカニシヤ出版、2012年
簱谷一紀『体に聞く骨髄移植』文芸社、2009年
岩井寛『森田療法』講談社現代新書、1986年
川平ひとし『歌集　疾中逍遙』角川書店、2008年
播磨澪『一人称の死　自分が死ぬ、その瞬間』幻冬舎メディアコンサルティング、2018年
播磨澪『末期がんのあなたへ「死について」あなたにお伝えしたいこと』デザインエッグ、2020年
ダン・マックラウド「日米加齢考112／アメリカ人学者が見た日本の老人問題」、『健康と良い友だち』、2020年3月号
ロジャー・パルバース『NHK「100分de名著」ブックス　宮沢賢治　銀河鉄道の夜』NHK出版、2012年
松田忠義「真宗人として歩んだ医師の道」、『アンジャリ』、2007年12月号
阿部次郎『新版　合本　三太郎の日記』角川選書、2008年
吉本隆明『遺書』ハルキ文庫、2004年

本書は、『日刊ゲンダイ』連載「がんと向き合い生きていく」を中心に、日本対がん協会のがんサバイバー・クラブ（https://www.gsclub.jp/）連載「灯をかかげながら」、QLifeのがんサポート（https://gansupport.jp/）連載「腫瘍内科医のひとりごと」における記事を改題、加筆修正して、新たに書き下ろした原稿とともに構成したものです。

『日刊ゲンダイ』「がんと向き合い生きていく」

［01］2019年9月25日付／［02］2019年2月13日付／［04］2020年3月4日付／［05］2019年5月8日付／［06］2019年10月2日付／［07］2019年4月17日付／［08］2019年9月18日付／［09］2019年7月24日付／［10］2019年11月13日付／［11］2019年5月29日付／［12］2020年1月22日付／［13］2019年3月6日付／［14］2019年4月24日付／［15］2019年10月9日付／［16］2019年11月27日付／［17］2019年5月1日付／［18］2019年2月27日付／［19］2019年4月10日付／［20］2019年4月3日付／［21］2019年8月21日付、2020年8月12日付／［24］2020年3月11日付／［26］2020年2月5日付／［27］2019年6月19日付／［28］2019年8月14日付／［30］2019年11月6日付／［32］2019年9月4日付／［37］2020年4月8日付／［38］2018年12月12日付／［39］2020年1月15日付／［40］2018年12月26日付／［41］2018年12月19日付

がんサバイバー・クラブ「灯をかかげながら」

［22］2019年11月18日掲載／［23］2020年11月12日掲載／［25］2020年9月23日掲載／［31］2020年2月20日掲載／［35］2019年9月25日掲載／［36］2019年10月18日掲載

がんサポート「腫瘍内科医のひとりごと」

［03］2019年8月掲載／［29］2019年11月掲載／［33］2020年10月掲載

佐々木常雄（ささき・つねお）
腫瘍内科医。東京都立駒込病院名誉院長。専門はがん化学療法、腫瘍内科学。1945年、山形県天童市に生まれる。山形県立山形東高等学校、弘前大学医学部卒業。青森県立中央病院から国立がんセンター（当時）を経て、1975年より、東京都立駒込病院化学療法科（現・腫瘍内科）に勤務。2008年から2012年まで同院長。がん専門医として、2万人以上の抗がん剤治療に携わり、2000人以上の最期を看取ってきた。
日本癌治療学会名誉会員、日本胃癌学会特別会員、癌と化学療法編集顧問、東京都がん対策推進協議会委員、日本対がん協会評議員などを務める。
著書に『がんを生きる』（講談社現代新書）、『がんと向き合い生きていく』（セブン&アイ出版）などがある。

死の恐怖を乗り越える

2000人以上を看取ったがん専門医が考えてきたこと

2021年3月20日　初版印刷
2021年3月30日　初版発行

著　者　佐々木常雄
発行者　小野寺優
発行所　株式会社河出書房新社
〒151-0051
東京都渋谷区千駄ヶ谷2-32-2
電話　03-3404-1201（営業）
03-3404-8611（編集）
http://www.kawade.co.jp/

組　版　一企画
印刷・製本　株式会社暁印刷

Printed in Japan
ISBN978-4-309-25421-0